"医"说科普丛书

第 二 辑

总主编 李青峰 主编 昝涛

重

塑

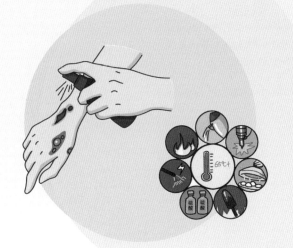

体

貌

CHONGSU
TIMAO

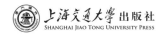

上海交通大学出版社
SHANGHAI JIAO TONG UNIVERSITY PRESS

内容提要

本书是普及整形外科知识的科普图书，为"'医'说科普丛书"（第二辑）之一。整形外科是一门历史悠久又充满活力的学科，融合了医学实践、艺术审美和科技创新，在现代社会中备受关注。本丛书由《重塑新生》《重塑体貌》《重塑美丽》三册组成，由上海交通大学附属第九人民医院整复外科的专家团队精心编撰，致力于为读者揭开整形外科的神秘面纱。

《重塑体貌》一书着重介绍整形外科在修复身体受伤缺损方面的技术和应用。在人们的日常生活和工作中，擦伤、烧伤、交通伤、切割伤等创伤总是突如其来、防不胜防。本书提供了专业指导，帮助读者了解各种伤害类型的特点，在意外发生时该如何处置，并详细介绍了急救措施、早期治疗和后期康复的知识。通俗易懂、图文并茂，集科学性、实用性、可读性于一体。对于普及整形医学知识，提升公众健康意识具有重要意义。

图书在版编目（CIP）数据

重塑体貌 / 李青峰总主编；昝涛本册主编.

上海：上海交通大学出版社，2024.11 --（"医"说科普丛书）. ISBN 978-7-313-31853-4

Ⅰ. R62-49

中国国家版本馆CIP数据核字第2024MP0233号

重塑体貌
CHONGSU TIMAO

总 主 编：李青峰   本册主编：昝 涛

出版发行：上海交通大学出版社   地   址：上海市番禺路951号

邮政编码：200030   电   话：021-64071208

印   制：上海盛通时代印刷有限公司   经   销：全国新华书店

开   本：710mm×1000mm 1/16   印   张：11.75

字   数：178千字

版   次：2024年11月第1版   印   次：2024年11月第1次印刷

书   号：ISBN 978-7-313-31853-4

定   价：62.00元

周　佳　房　圆　武晓莉　赵丹阳　赵彬帆
昝　涛　骆申英　徐　鹏　涂力英　袁兆琪
耿乐乐　倪　涛　姜　语　姜　浩　姜陶然
顾舒晨　徐若清　高　振　郭　兵　夏文政
夏玲玲　黄　昕　黄如林　梁　筱　彭银波
程丽英　董肇杨　潘楚乔　樊佳俊　戴心怡

序

在这个科技日新月异的时代，医学作为人类探索生命奥秘、追求健康的重要领域，正以前所未有的速度发展着。整形医学作为医学大家庭中一颗璀璨的明珠，不仅承载着修复创伤、矫治畸形和重塑自信的重任，更融合了医学实践、艺术审美与科技创新，成为现代社会发展中不可或缺的一部分。我深感荣幸能在此为探秘整形医学的科普力作——"'医'说科普丛书"（第二辑）作序，与大家一同探索和共享这一既古老又新兴的医学分支。

整形外科，不仅仅是一门修复形态、重建功能的科学学科，更是一门艺术，关乎医学与美学的和谐统一。它要求医生不仅具备精湛的医术，还需拥有敏锐的审美眼光、深厚的心理学功底以及对社会文化的深刻理解。每一个手术都承载着患者的希望与梦想，每一次治疗都是对生命质量的提升。

在这一领域，上海交通大学医学院附属第九人民医院整复外科团队无疑是国内乃至国际上的佼佼者。他们以卓越的医疗技术、创新的科研精神和深厚的人文关怀，赢得了国内外同行的广泛赞誉。

"'医'说科普丛书"（第二辑）着重探秘整形医学，是总主编李青峰教授及其所率领的编写团队多年临床实践与科研成果的结晶。它不仅涵盖了整形外科的基本理论、技术方法和最新进展，更以其生动的案例和深入浅出的阐述，让读者能够直观地感受到整形医学的魅力，了解正常生活中涉及的整形医学知识。丛书内容丰富、有趣，既有科学的严谨性，又不乏人文的温情，对于普及整形医学知识、提升公众健康意识具有重要意义。

　　我很高兴能够向广大读者推荐这套科普丛书。我相信，本丛书能为广大读者揭开整形医学的神秘面纱，增进对这一领域的了解和认识。

　　让我们一起探索整形医学的奥秘，共同领略它带给人类的完美与希望。

中国工程院院士

上海交通大学医学院附属

第九人民医院终身教授

2024 年 9 月

前　言

在医学的众多分支中，整形外科以其独特的修复与重建理念，成为一个备受关注的领域。同时，整形外科也是一个充满创新和活力的学科，其新技术、新名词层出不穷，使得普通民众对整形相关知识非常好奇，对治疗方式既熟悉又陌生，时常伴有困惑与误解。因此，编写一套探秘整形医学的科普丛书，以通俗易懂的方式普及整形知识，帮助公众避免误区，显得十分必要，"'医'说科普丛书"（第二辑）在此背景下应运而生。

整形外科秉承"让伤者不残，残者不废"的宗旨，一直以来服务于国家发展战略。从早期的第二次世界大战、抗美援朝战争的战伤救治，到大炼钢铁时期的伤员治疗，再到改革开放后能源、交通、工业飞速发展中众多事故伤者的救治，整形外科始终站在救伤扶残的最前线，为无数患者带来了新生。随着国家经济的快速发展，整形外科的服务领域更加广泛，从传统的先天畸形矫正、创伤后功能重建、肿瘤切除后的修复，发展到新兴的光电治疗、靶向治疗、脂肪重塑、衰老治疗等，整形外科已经超越了传统外科的范畴，成为一个多学科交叉、技术高度密集的领域，是现代医学的重要组成部分。

本丛书由《重塑新生》《重塑体貌》《重塑美丽》三册组成，潜心编撰，精心打造。每本书均深入探讨了整形医学的特定领域：先天性畸形的矫治、创伤后畸形的修复以及整形美容的艺术与科学。本丛书详尽介绍了各自领域的最新进展、治疗方法以及风险防控。我们希望通过本丛书的出版和维护，在整形医学与读者之间，搭建一座桥梁，以增进读者对整形医学的理解与认识，同时也希望本丛书能够成为整形外科医学发展的重要推动力。

在此，感谢所有为本丛书的出版辛勤努力的专家和学者，感谢他们分享专业知识和宝贵经验；感谢黄浦科协的倾情投入，为本丛书的顺利完成提供了多方位的支持；感谢上海交通大学出版社的精心策划和专业编辑。最后，也感谢每一位读者的阅读和关注，是你们的热情和信任，激励着我们不断前行。

上海交通大学医学院附属

第九人民医院副院长、整复外科主任

2024 年 9 月

目　录

烧伤的内外兼治

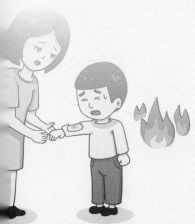

关于烧伤，不可不知的
几件事

烧伤是指由各种热力因素如热液、热金属、火焰、蒸汽及其他高温气体等热源造成的组织损伤，主要表现为皮肤损害；由于电能、化学物质、放射线等所致的组织损害与热力造成的损伤，其病理变化、临床症状以及疾病进程基本相似，因此，临床上常把这类疾病归于烧伤。

烧伤不仅是局部组织的损伤，在一定程度上还可引起全身性的反应和损伤，尤其是大面积烧伤时，全身多系统、器官、组织均被累及。中医学很早就对烧伤的治疗有独到的认知，认为烧伤是"火毒内攻"，主张"内外兼治"。

▶ 烧伤的原因

烧伤在日常和战争时均很常见。战争时，火焰作为杀伤武器纵贯古今中外历史，在古史书中不乏大量记载，到了近现代，武器快速升级更新，烧伤的发生率明显上升；在日常生活，烧伤往往与疏忽和意外关系密切，因其造成的损伤比

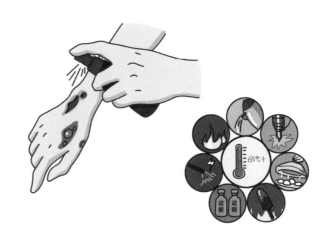

较局部和轻微，许多患者有时选择不去就诊而自行处理，其发生率往往无法准确统计。

日常烧伤以生活烧伤居多，多为热液、蒸汽等所致，尤以儿童和 20～30 岁青年

人发生最多。这可能多是由于儿童缺乏自我防护能力，而青年人往往因为劳作的不熟练或是防护知识匮乏。烧伤部位往往以暴露部位多见，如头面部、四肢。

烧伤作为一种常见外伤，直接致使覆盖于人体表面的皮肤受损，皮肤构成人体的物理屏障和生物屏障，起到重要的保护作用。身体不同位置皮肤厚度存在差异，一般地说，躯干和四肢的背、外侧较厚，眼睑、耳后等处最薄，足底、肩背部皮肤最厚。

皮肤由表皮和真皮组成。表皮为上皮组织；真皮为不规则分布的致密结缔组织，其中的胶原纤维、弹力纤维与表皮各层细胞形成紧密连接，从而可以防御抵抗外来的较轻的机械作用。皮肤表面略呈偏酸环境，不利于细菌的生长繁殖，完整的皮肤具有参与主动免疫反应的功能，从而保护人体免受外来有害物质及微生物的侵袭，发挥强大的生物屏障作用。

热力损伤通过热能对局部组织细胞的形态、功能、代谢均造成损害和影响。临床研究一般认为造成正常皮肤烧伤的温度阈值为45℃，皮肤在45℃的温度作用下约6小时就能引起表皮基底细胞的不可逆损伤变化，而当温度升高至70℃或以上时，1秒即可引起贯穿表皮全层厚度的组织损伤、坏死。因此，温度越高、作用时间越长，热力造成的组织损伤越严重。

▶ 烧伤程度

不同程度的烧伤对机体的影响相差悬殊，而影响烧伤严重程度的因素很繁杂，临床上除烧伤面积和烧伤深度外，年龄、健康程度、烧伤原因、烧伤部位等都是评估严重程度的重要依据。

烧伤面积的估计是指烧伤区域面积占全身体表总面积的百分比，目前在临床最常使用"中国九分法"和"手掌法"。中国九分法：即成年人头面颈各占3% TBSA（total body superficial area），为1个9%；双上肢包括双手占18% TBSA，为2个9%；躯干（胸腹背）约27% TBSA，为3个9%；双下肢（含双足）和臀部共约45% TBSA，为5个9%；会阴部约1% TBSA。共计100% TBSA。一般用于大面积烧伤患者的面积估算。手掌法往往更适用于生活中的小面积烧伤，即以患者五指并拢后的手掌指覆盖的面积约为 1% TBSA。

烧伤深度的判断目前国际常惯例使用三度四分法，即Ⅰ度、Ⅱ度浅、Ⅱ度深、Ⅲ度创面。其组织学划分比较明确。

Ⅰ度创面，损伤包括表皮角质层、透明层、颗粒层，偶可伤及棘细胞层。

Ⅱ度浅创面，伤及表皮全层和真皮乳头层。

Ⅱ度深创面，伤及真皮网织细胞层。

Ⅲ度创面，皮肤全层损伤，伴有深部皮肤附件的损伤。

在临床表现上，其区别也比较明显。

Ⅰ度创面，又称为红斑性烧伤，局部略显干燥，疼痛明显，微肿、充血发红显著，往往 3～5 天后自行脱皮愈合。

Ⅱ度浅创面，又称为水疱性烧伤，局部红肿明显，大小不一水疱形成，疱内含有黄色或淡粉色血浆样液体或蛋白凝固后胶样物质，一般经治疗后 2 周左右愈合，愈合后往往有不同程度的色素沉着。

Ⅱ度深创面，局部肿胀明显，创区苍白或淡棕黄色，少量的细密水疱，去除疱皮可见基底红白相间，痛觉往往迟钝，或可见到粟米或针孔大小红色小点，经过治疗在不继发创面感染的情况下一般 4 周左右愈合，愈合后瘢痕明显；如继发创面感染往往需要行植皮手术治疗。

Ⅲ度创面，又称焦痂性烧伤，局部创面深黄褐色、焦黄色，更严重者可呈焦痂外观

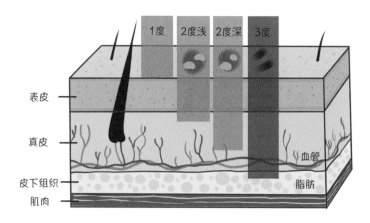

或碳化状，创面触之如皮革，无痛觉，温度低，需要清除坏死组织并植皮手术治疗。

我国烧伤学术界提出了进一步的四度五分法，即将一些致伤原因（高压电击伤）造成深达肌肉、骨骼及内脏器官的损伤称为Ⅳ度烧伤，其治疗过程更为繁冗复杂。

▶ 烧伤治疗

临床上常把Ⅱ度浅及以上深度创面、面积超过 9% TBSA 的烧伤以及特殊部位（头面部、手足部、会阴部）烧伤归属于较严重病例，往往需收入院治疗。日常生活中热液、热物体接触致伤虽然往往程度较浅、面积较小，但仍需引起足够重视，有效的现场简单处理能很大程度上减轻热力损伤的继续进行。烧伤患者的现场处理一般是立即撤离致伤区域（远离热源），平躺，去除伤区衣物，即刻流动清水冲洗 20 分钟以上，但对于面积比较大（超过 29% TBSA）的患者要慎重，急送就医。

生活中较小面积烧伤往往程度较轻，但最好也要记住现场处理"撤、脱、冲、送"四步方法，在冲洗后送医之前切忌在创面上使用所谓"土方""偏方""民间高方"，诸如牙膏、各种自制动植物油膏等，这些处理方式极易引起创面的继发性炎症，加重及微生物感染，而且为后续就医时创面深度判断和处理造成人为的障碍，简单冲洗后立即送医就诊是最有效快捷的方法。

烧伤带来非常严重的肉体伤害和精神痛苦，因此日常谨慎行为，远离危险因素，避免意外发生才是烧伤的最佳防范措施。

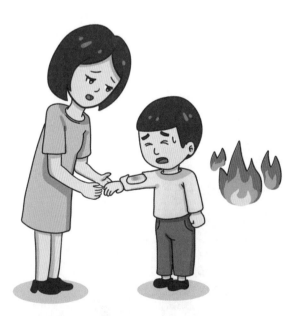

现场处理"撤、脱、冲、送"

（徐 鹏）

遇到烧伤爪形手该怎么办

手是人类肢体中最重要的部分，它的损伤将使人无法正常生活、劳作，严重时引起残疾，生活不能自理。手烧伤发生率高，其中烧伤爪形手是一种由于手部烧伤后引起的畸形，它严重影响患者的手部功能和生活质量。预防和治疗烧伤爪形手是烧伤康复过程中的重要环节。下面将详细介绍烧伤爪形手的预防和治疗方法，帮助患者和医疗工作者更好地理解和应对这一问题。

▶ 烧伤爪形手的定义和成因

烧伤爪形手，又称为烧伤后爪形畸形，是指手部烧伤后，由于皮肤、肌肉、肌腱、神经等组织的损伤和瘢痕形成，导致手部功能障碍，手掌和手指无法正常伸展，形成类似"爪子"的形状。这种畸形不仅影响手部的外观，更会严重影响手部的功能，如抓握、拿取物品等。

烧伤爪形手的形成与多种因素有关，包括烧伤的深度、面积、部位，以及治疗和康复过程中的不当处理。烧伤越深，瘢痕组织形成越多，造成爪形手的风险就越大。

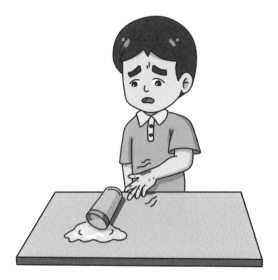

▶ 烧伤爪形手的预防

预防烧伤爪形手的关键在于及时有效的治疗和康复措施。

（1）早期治疗：烧伤后应立即

进行冷却处理，减少热损伤。随后应尽快就医，进行专业的烧伤治疗。

（2）**伤口护理**：正确处理伤口，避免感染，促进伤口愈合。使用适当的敷料，保持伤口清洁干燥。

（3）**瘢痕管理**：烧伤愈合后，应尽早开始瘢痕管理，如使用瘢痕贴、压力衣等，减少瘢痕形成。

（4）**功能锻炼**：在医生指导下，尽早开始手部功能锻炼，增加手部活动，预防关节僵硬。

（5）**心理支持**：烧伤患者往往伴有心理创伤，心理支持和疏导对于预防畸形同样重要。

▶ 烧伤爪形手的治疗

烧伤爪形手的治疗需要综合考虑患者的具体情况，包括烧伤程度、瘢痕情况、手部功能等。

（1）**物理治疗**：包括热疗、电疗、按摩等，帮助软化瘢痕，增加手部的柔韧性和活动范围。

（2）**功能锻炼**：在物理治疗的基础上，进行系统的手部功能锻炼，如握球、伸展手指等。

（3）**手术治疗**：对于严重的爪形手，可能需要手术治疗。手术方法包括瘢痕切除、肌腱延长、关节融合等。

（4）**辅助器具**：使用特制的辅助器具，如动态或静态夹板，帮助患者保持手部的正常位置和功能。

（5）**心理治疗**：对于有心理障碍的患者进行心理治疗，帮助他们建立自信，积极参与康复。

▶ 烧伤爪形手的康复

烧伤爪形手的康复是一个长期的过程，需要患者、医生和康复团队的共同努力。

（1）**定期评估**：定期对患者的手部功能进行评估，根据评估结果调整治疗方案。

（2）**个性化治疗**：根据患者的具体情况，制订个性化的治疗和康复计划。

（3）**持续锻炼**：鼓励患者持续进行手部功能锻炼，以保持和提高手部功能。

（4）**社会支持**：提供社会支持，帮助患者重返社会，恢复正常生活和工作。

（5）**教育和培训**：对患者和家属进行教育和培训，让他们了解烧伤爪形手的预防和治疗方法。

烧伤爪形手是一种严重的烧伤后遗症，它不仅影响患者的手部功能，还可能对患者的心理造成影响。通过及时有效的治疗和康复措施，可以显著改善患者的手部功能和生活质量。预防和治疗烧伤爪形手需要多学科团队的合作，包括烧伤科医生、康复医生、物理治疗师、心理医生等。患者和家属也应该积极参与到治疗和康复过程中，共同面对挑战，实现最佳的康复效果。

（杨鹏高　倪　涛）

别让烧烫伤成为孩子
永远的痛

儿童活泼好动，渴望探索周围世界，但因身体发育尚不完善，且对外界的认知能力不足，往往容易受到各种伤害。在因伤害到医院门急诊就医的原因中，烧烫伤较为常见，如被热水、热油、热汤、热牛奶烫伤，被炉火烧伤等。范围较大、程度较深的烧烫伤，愈合后可能留有瘢痕，既影响外观，也可能影响关节活动等功能。那么，儿童烧烫伤后该怎么处理？家长又该如何避免孩子发生烧烫伤呢？

▶ 烧烫伤后该怎么处理

孩子发生烧烫伤后，家长应保持冷静，先进行急救处理，以降低伤害程度。不同类型的烧烫伤，处理方式有所不同，最常见的烫伤的紧急处理步骤如下。

（1）冷水冲泡：首先，迅速以流动的自来水冲洗，或将受伤部位浸泡在冷水中，以快速降低皮肤表面热度；其次，小心去除衣物，必要时可以用剪刀剪开，应暂时保留与创伤部位粘连的部分，避免将水疱弄破；第三，继续冲洗或将受伤部位浸泡在冷水中，一般需要 20 分钟或更长时间，直至创

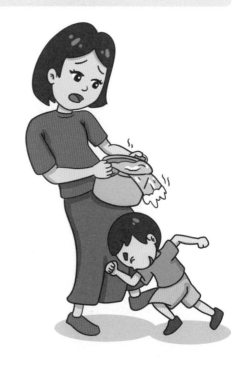

面疼痛明显减轻。如果烧烫伤面积过大或患儿年龄太小，则不必浸泡太久，以免体温
下降过度或延误治疗时机。

（2）观察创面：经过上述急救措施后，检查创面情况。创面较小、程度较轻的
可自行处理；若创面无水疱形成，可进一步观察，并间断冷敷；若创面有水疱形成，
应保护好水疱，不要戳破，以预防感染；若水疱已经破溃，可使用碘伏消毒后，用无
菌油纱或纱布等敷料覆盖创面。

（3）及时诊治：如果创面较大、程度较重，可用较为干净的床单、毛巾或纱布
等覆盖创面，及时拨打 120 急救电话或自行前往医院治疗。治疗期间，家长应及时观
察孩子的创面及全身情况，包括创面肿胀及渗出情况、疼痛变化、有无发热等；避免
创面受压、抬高受伤部位等措
施，有助于减轻水肿，促进创
面愈合。

▶ **特别提醒**

　　孩子烧烫伤后，家长不
要随意给孩子涂抹以下 3 类物
质：一是不明剂量的抗生素、
消毒剂，以免过量，导致中
毒；二是有颜色的药物，如龙
胆紫等，以免妨碍医生对创面
的观察和判断；三是酱油、香
油、牙膏、香灰等，这些物质
不容易清除，不但起不到任何
治疗作用，反而会污染创面，
增加感染概率。

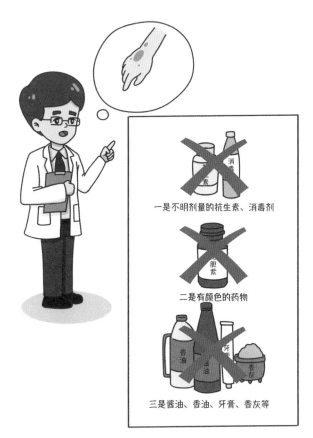

一是不明剂量的抗生素、消毒剂

二是有颜色的药物

三是酱油、香油、牙膏、香灰等

▶ 创面愈合后会留瘢痕吗

决定烧烫伤严重程度的两个最重要的因素是创面的深度和面积，治疗后是否留疤主要与深度有关。

Ⅰ度仅伤及表皮层，创面红斑，感觉过敏，无水疱，一般 3～7 日愈合，不留瘢痕，但可能会出现色素沉着，在伤后半年内应做好防晒工作。一般半年后色素沉着会慢慢变淡。

Ⅱ度、Ⅲ度伤及真皮层，甚至可深及皮下组织、肌肉和骨骼，治疗后形成瘢痕的概率高，会影响孩子的外观，严重的会导致功能障碍。这类患儿自创面愈合初期开始就应积极干预，预防或减轻瘢痕，主要方法有外用抗瘢痕药物、穿弹力衣或戴弹力套、外用抗瘢痕贴、激光治疗等。对关节部位等影响身体功能的瘢痕，往往需要手术治疗，以免影响孩子的生长发育。

▶ 预防烧烫伤，家长怎么做

在日常生活中，家长应做好预防措施，预防孩子烧烫伤。比如：家长抱着孩子时，不要同时拿热水杯、热汤碗等，因为孩子随时都有可能伸手将热水、热汤碰翻，引起烫伤；热的食物或器具一定要放在孩子碰不到的地方，以防烫伤；将热水、热汤端上桌时，不要放在桌子边缘，而要放在中央；有婴幼儿的家庭不宜使用桌布或桌垫，因为婴幼儿喜欢用手拉扯桌布或桌垫，如果铺有桌布的桌上放着一杯热水或一锅热汤，婴幼儿拉扯桌布时很容易被烫伤；做饭时，家长最好关上厨房门，避免孩子闯入；厨房灶头上的锅把应向内，确保幼儿扳不到；给婴幼儿洗澡时，水温应低于40℃，如果需要用热水和冷水混合，应先放冷水，再放热水；使用有保护装置的电插座，或将电插座加盖；避免电器电线向下悬空、在孩子触碰范围内，如果电水壶等电器的电线从桌缘下垂，插入墙上或地上的插座，孩子可能会好奇地拉扯电线，使电水壶翻倒，引起烫伤等。

此外，家长应教育孩子学会自我保护，可以与孩子一起学习消防安全和家庭逃生知识。比如：做饭后及时关火；使用电器后及时关闭电源；规划家庭逃生路线；

练习逃生方法，如何一起通过楼道逃生，什么情况下不能乘坐电梯，逃出后家庭成员在哪里汇合；记住家庭成员电话号码，以及110、119、120等报警电话和急救电话号码。

（倪　涛　耿乐乐）

拔火罐为除湿，还得注意防烧伤

随着现代生活节奏的加快，越来越多的人求助于传统的健康维护和治疗方法来缓解身心压力。火罐作为中医学古老而神奇的外治法，以其独特的治疗效果受到众多患者的喜爱。但在享受火罐带来的舒适与放松的同时，也不应忽视其隐患如烧伤、负压伤等。下面我们将普及火罐知识，让您科学、安全地享受火罐的乐趣。

▶ 火罐的基本原理

火罐疗法是将罐内的空气燃烧，然后用人体与之接触的部位与罐口接触使之封闭，罐内缺氧导致火焰熄灭，随之罐内温度下降气体压缩产生负压，使罐紧紧地吸附在皮肤上。这种负压刺激皮肤和肌肉，增加血液循环，缓解肌肉疼痛、疲劳和其他症状。但是，由于拔火罐过程中会使用明火，以及会产生程度不一的负压，如果操作不当，可能会导致皮肤损伤。

▶ 拔火罐引起的损伤

烧伤是拔火罐过程中可能出现的并发症之一。这主要是由于操作不当，火焰烧伤皮肤或拔火罐口过热引起的。烧伤的严重程度有从轻微（仅出现局部发红、肿胀和疼痛）到严重（可导致皮肤破损、溃疡和感染）。若是因操作不当引起的局部烧伤，在拔罐现场应迅速用湿毛巾或冷水扑灭明火，然后大量冷水冲淋，直到灼伤局部皮肤不再觉察到明显的灼痛感后前往具有烧伤专科的医院就诊，评估烧伤病情，并作进一步处理。拔火罐口过热引起的皮肤烫伤往往呈现出热压伤表现，这类烧伤往往呈现深Ⅱ度或Ⅲ度表现，愈合过程长，后期瘢痕也较为明显，给拔罐者造成长久的影响。所以，若拔罐时接触皮肤的瞬间觉得皮肤灼热刺痛难忍的话，应迅速取下火罐，评估接触部位的烧伤程度，若有水疱或皮肤缺损，应及时就医。

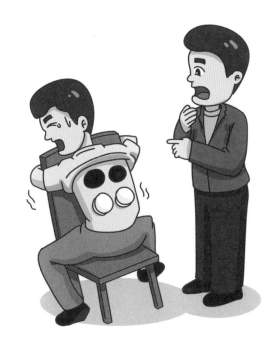

负压损伤则是指由于火罐内负压过大而对皮肤和组织造成的损伤。这种损伤主要表现为皮肤充血、瘀伤、水疱等，并且在严重的情况下，皮下出血、组织坏死和其他严重的后果也可能发生。

▶ 预防火罐治疗过程中的损伤

关于负压损伤的预防有研究者提出了多种策略。首先，选择合适的拔火罐装置和拔火罐方法非常重要。不同的拔罐器械和拔罐方法可能产生不同的负压效果，应根据患者的具体情况选择。其次，控制拔罐时间和负压大小也很重要。如果拔罐时间过长，负压过大，可能会对皮肤和组织造成损伤。因此，在进行火罐治疗时，医生应根据患者的具体情况和反应，灵活调整拔罐时间和负压大小。

此外，一些研究人员正在探索利用现代技术来监测和控制拔罐过程的参数。例如，使用压力和温度传感器实时监控拔罐机内的压力和温度，以确保治疗过程的安全性和有效性。通过使用隔热材料来降低罐口的温度，对预防拔火罐的罐口烫伤也有较好的预防效果。

火罐作为中医的传统外治法，有着独特的利与弊。为确保火罐的安全，我们认为以下几点非常重要。

首先，应选择正规的医疗机构和专业医生进行拔罐治疗。专业医生具有丰富的经验和技能，能够准确判断患者的体质和病情，选择合适的拔罐装置和方法，保证治疗过程的安全和有效。

其次，进行火罐治疗前，应了解火罐的基本原理及使用方法，以及可能出现的并发症及注意事项。这样你就可以更好地配合医生的治疗，降低风险。

最后，你需要保持警惕，仔细观察。拔火罐时，你需要密切关注你身体的反应和罐内情况。如有不适或异常，应立即报告医生并停止治疗。

我们期待未来能有更多的研究来探讨拔罐的治疗机制和适应证。随着研究和实践的深入，在降低火罐潜在风险的同时，更好地发挥火罐的治疗效益。

▶ 拔火罐的过程和注意事项

1. 拔罐前的准备

（1）**选择合适的医疗机构和医生**：拔火罐只能由专业医生在正规医疗机构进行。医生应有经验和技能准确评估患者的体质和病情，选择合适的拔罐器械和方法。

（2）**了解拔罐的基本原理**：患者在接受拔罐治疗前，应了解拔罐的基本原理、操作方法、可能出现的并发症及注意事项。这将有助于患者更好地配合医生的治疗，降低风险。

2. 拔火罐的注意事项

（1）**保持空气流通和适当的温度**：拔火罐时，应保持室内空气流通，避免产生冷风。同时，室温应保持在20℃以上，以免患者因寒冷而感到不适或发冷。

（2）**火焰大小和入口温度控制**：在罐内点燃酒精时，必须控制火焰大小，以防止火焰过大和罐口过热。新型拔罐装置采用温控技术，精确控制罐口温度，降低烫伤风险。

（3）**选择合适的区域**：拔火罐时，应选择肌肉发达、皮肤光滑、无毛发的区域。孕妇的骶部区域，以及皮肤局部破损、皮肤瘢痕和含有有害微生物的皮肤不适合拔火罐。

（4）**观察患者反应**：拔罐过程中，医生要密切观察患者的反应及罐内情况。若出现皮肤红肿不适，应及时终止拔罐治疗，并调整治疗方案。

3. 拔罐后的护理

（1）**避免立即洗澡**：拔火罐后，皮肤毛孔呈张开状态，此时洗澡容易造成水分侵入和皮肤感染。因此，建议拔罐后 8 小时内不宜洗澡，最好在 24 小时后。

（2）**注意保暖**：拔火罐后，患者身体较虚弱，应注意保暖，避免风邪侵入，可以适当地穿衣服或盖被子来保暖。

（3）**监测你的皮肤状况**：拔火罐后，应密切监测你的皮肤状况。如果出现水疱和其他异常情况，应及时就医，以防止感染或病情恶化。

4. 避免过度拔罐

不应每天在同一部位拔罐；在拔火罐造成的局部瘀青或瘢痕消失之前，不应再进行相同部位的拔火罐操作，下一次同一部位的拔罐操作至少应在上次治疗的拔火罐痕迹消失后进行。

综上所述，虽然火罐疗法有其独特的疗效和优势，但在操作过程中应注意一些事项。选择正规的医疗机构和医生，了解火罐的基本原理和注意事项，保持空气流通和适当的温度，控制口中火焰的大小和温度，选择合适的部位，观察患者的反应，避免立即洗澡，保暖，观察皮肤情况，可以保证火罐治疗的安全性和有效性。

（彭银波　倪　涛）

温柔的杀手
——慎防热水袋烫伤

▶ 近在咫尺的隐患

隆冬季节，很多市民仍有睡前喜欢灌个热水袋暖暖被窝的习惯，然后在温暖的被窝里，进入甜美的梦乡。而在医院烧伤整形科里，却收治了不少被热水袋这只"温柔的杀手"折磨得异常痛苦的患者。这批患者有一个突

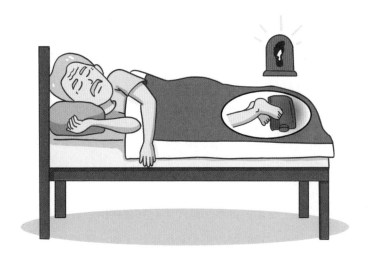

出的特点，即以年老体弱的老年人（年龄最大的81岁）及婴幼儿（最小年龄者仅有2～3月龄）为多。

老年人因年老体弱，在数九寒天，钻进被窝时，很长一段时间四肢发凉不能很快入睡；而年龄较小的婴幼儿，也因年轻父母对其疼爱有加，他们均喜欢将热水袋放入被窝后再入睡，可是却容易被"温柔的烫伤"。

▶ 为什么会被热水袋烫伤

被热水袋烫伤的原因有几方面：有的热水袋本身就是伪劣产品，在袋子黏合部位有较严重的质量问题，热水灌入其中，时间稍长就"哗"地一下破袋而出；有的热水袋则是因为使用年限过长，橡皮老化破裂所致；有的热水袋则是因为使用者过于马

虎，袋口塞根本未拧紧，灌进去的热水又偷偷溜了出来"伤人"；有的干脆把热水袋压在身体下面，因压力过大而破裂。而使用者因年老行动不便，规避危险不及时；患儿过于年幼，烫伤后有口难言；还有的是因贴附皮肤太近，当他过于酣睡后，热力长时间作用后导致局部皮肤乃至皮下组织全层烫伤。

这类年老或年幼患者，因为皮肤较薄，一旦烫伤创面很深。小儿由于身材小，一旦烫伤，烧伤体表总面积通常较大，愈合也非常缓慢，很多患者往往还需要住院手术植皮治疗，不仅要花大量的医疗费用，而且患者本人及其家人均遭受身心痛苦。

▶ 遇到这种情况应该怎么办

家人一旦发生这种事情，第一时间赶紧先用冷水冲洗创面，脱去衣物，如果有水疱形成，不要急着去刺破它，可以更换干净的衣物后再及时去医院烧伤科就诊。

因此，值春节降临之际，我们提醒广大老年同志及年轻父母，在使用热水袋时可千万要仔细检查一番，不要被这只"温柔的杀手"所伤，剐掉一层皮。春节本该是全家欢欢喜喜团聚的时候，假使一不小心，只能到医院里去住烧伤科的隔离病房，探视时泪眼相看，弄得全家人失去了过年的欢乐。

▶ 火焰烧伤——这种天价火锅不能吃

最近，烧伤科里前后来了两位因为吃火锅而大面积烧伤的患者，他们都是在自己租住的小房间内吃火锅，几个人围坐在火锅旁，准备好各种火锅食物后点起燃炉，坐下来准备享受美味之时，才发现燃炉之中酒精所剩无几。于是，这两位难兄难弟均起身拿来酒精桶，拧开盖子就往里面倾倒酒精，火焰于是就迅速顺着酒精炉燃烧到酒精桶，熊熊火焰燃烧起来，把这两位食客惊得手足失措，扔下酒精桶就想逃，酒精又被泼洒的满地都是，火焰燃烧更加旺盛，食客衣服随即被燃着，人也整个变成火球，待众人施救将火熄灭，患者已被烧得面目全非、痛苦不堪。

火焰烧伤不同于简单的热水烫伤，患者皮肤大多呈现Ⅲ度烧伤（烧伤程度最严重的一种），而且因为面积较大，只能反复多次手术植皮才能够修复烧焦的创面，花费

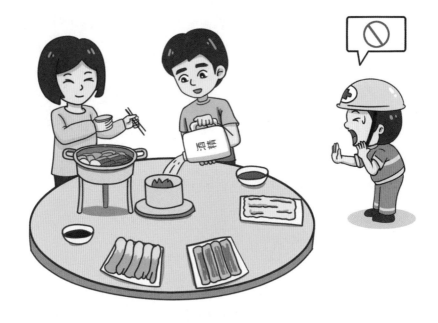

巨资姑且不论，患者必须反复忍受切、削痂和多次自体皮肤移植手术的痛苦，还必须长期面对烧伤愈合后瘢痕增生带来的诸多不便。农民工兄弟，在外打工挣钱非常不容易，要凑足反复多次手术所需的费用，难度可想而知。

这一幕又一幕的悲剧，都真实发生在患者身上。我们真诚地劝告大家，可别因为自己的一时疏忽，让自己负债累累，瘢痕遍身，有的甚至还付出生命的代价！有句话叫"细节决定成败"，生活中，点点滴滴也应该务必小心才是。在此也奉劝大家：这样的天价火锅，千万别吃！水火无情，可别让高兴之事演变成一场悲剧。

即便是突发这种事故，当事者也必须头脑冷静。如果家中有淋浴龙头可迅速浇灭，或者在火焰初起之时，迅速用湿棉衣或棉被包裹小火焰，让火焰苗头变小后再迅速扑灭。惊慌失措，火焰反倒四处蔓延，小火成大火，生命、财产损失会更大。

（董肇杨）

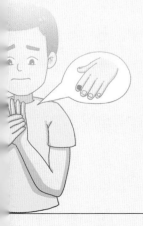

乳腺癌术后为什么手会肿

乳腺癌是威胁全球女性生命健康的恶性肿瘤之一，随着社会发展其发病因素日益增多，如今乳腺癌已成为全球女性恶性肿瘤死亡原因的首位。据世界卫生组织（WHO）统计，全球每年有 120 万罹患乳腺癌的女性，约有占患病总数的 41.7%。女性最终因乳腺癌直接或间接死亡，乳腺癌具有相当高的死亡率。据统计，我国女性乳腺癌患者每年新发病例可占全部女性恶性肿瘤发病率的 1/3 左右，每年因乳腺癌死亡人数约 3.7 万。由于乳腺癌手术具有切除范围广、创伤大以及需要特殊处理腋窝淋巴结，鉴于其手术特点及腋窝解剖学构造，乳腺癌改良根治术后容易出现多种并发症，其中最常见也是最难处理的并发症是上肢淋巴水肿。

▶ 术后上肢淋巴水肿的临床症状及分级标准

乳腺癌术后出现的上肢淋巴水肿根据发病时间的长短可分为快速短时间内出现的水肿及术后间隔数月或数年的淋巴水肿，两者在发病机制及临床症状上既有区别又有联系。

术后短时间内出现的水肿原理较为单纯，主要是术中腋窝软组织损伤，加之包扎压迫了静脉回流，因为引流不畅而发生水肿，这种类型的水肿出现虽快，症状也较重，但很快能自发消失。这类水肿的症状主要有患侧上肢及手腕手背部出现肿胀、酸痛，上肢可能有麻木感伴发乏力，上肢屈伸等功能受限等。

另一种术后较长时间内发生的水肿，其具体发病机制目前尚不能完全统一，最科学的说法是多种因素共同作用的结果。鉴于此类水肿发病时间长，组织间隙内的淋巴液富含蛋白质，成为细菌天然的营养场所，所以常伴发细菌感染，反复感染造成的炎性反应可使皮肤与皮下组织纤维化增厚，皮肤角化样改变、粗糙并大量色素沉着、皮肤区域疣状增生，坚硬如象皮，临床上称之为象皮肿。触压此时的上肢水肿部位会发现肿胀呈现出"不可凹陷性"，此类上肢淋巴水肿的症状也较为严重多样，除了上述的患侧上肢及手腕手背部出现肿胀、酸痛，上肢可能有麻木感伴发乏力，上肢屈伸等功能受限等；还可能出现患侧上肢皮肤的烧灼痛感，可出现反复感染、"丹毒"样症状；患者此时常伴发精神症状，如失眠、抑郁，严重者有轻生表现。

目前基本上采用上肢周径测量法，此方法简单精确，临床上易于操作。

按测量结果，分为以下三级。

（1）**轻度水肿**：患者乳腺癌术后短期内即出现上肢水肿样改变，患侧上肢的周径较健侧略粗，多在 3 厘米以下，水肿范围多限于上臂近端。

（2）**中度水肿**：水肿的范围扩大，影响到包括前臂和手背的整个上肢，患侧上肢的周径比健侧更为粗大，范围在 3～6 厘米。

（3）**重度水肿**：患侧上肢的周径比健侧明显增粗，范围多在 6 厘米及以上，皮肤硬韧，水肿范围波及患者整个上臂和肩关节活动，肢体活动严重受限。临床表现为上肢极度肿胀伴电击样烧灼痛、肢体沉重感加重，患者周期性"丹毒"样发作。

按国际淋巴学协会的标准，淋巴水肿又可以分为以下四级。

0 级：属急性期水肿，患肢水肿症状不明显，但肢体可表现出沉重紧缩及乏力感，此级水肿临床上可逆；体征主要为患肢周径增加 0～1 厘米或组织液体积增加 0～80 毫升；指压无凹痕。

Ⅰ 级：属于亚急性期水肿。临床表现为凹陷性水肿，抬高肢

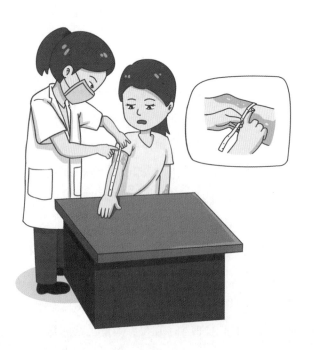

体时水肿可消退，临床上可逆；体征为患肢周径较健侧增加 1～2 厘米，或体积增加
80～120 毫升；指压轻度凹陷性。

Ⅱ级：此级水肿临床不可逆，早期慢性期，肢体皮肤增厚变硬，水肿无凹陷性；
体征主要为患肢周径增加 2～4 厘米，体积增加 120～200 毫升。

Ⅲ级：此期水肿在临床呈现出不可逆性，慢性反复发作。肢体出现巨大皱褶伴象
皮肿样改变。体征为患肢周径增加常 >4 厘米，肢体体积增加大于 200 毫升，非凹陷性。

▶ 术后上肢淋巴水肿的治疗现状

鉴于乳腺癌术后患者个体的差异较大，治疗方式较多样，疗效不可避免出现差
异，但总体上讲，乳腺癌术后上肢淋巴水肿仍以早期治疗、长期坚持、综合方法应
用、尊重个体化治疗为原则进行治疗。

目前针对乳腺癌术后上肢淋巴水肿治疗常用的方法包括保守治疗、药物治疗及手
术外科治疗。保守治疗对轻度的淋巴水肿疗效显著，且各国学者均推荐保守疗法治疗
术后早期出现的轻度淋巴水肿，临床上应用较广泛的保守治疗方法主要有被动抬高患
肢、中医按摩以加速淋巴回流、采用弹力袖套进行加压包扎、充气压缩装置原理类似
按摩方法、烘绑和微波治疗方法。

最近，随着显微外科的不断发展，一种基于建立淋巴管-静脉吻合原理的术式得
到广泛认可。此种方法通过显微淋巴管吻合重建淋巴回流通道，生理上符合淋巴循环
动力学的特点，成为治疗重度、易复发的阻塞性淋巴水肿首选的手术治疗方法。

随着乳腺癌患者对术后生活质量要求的不断提高及对乳腺癌术后上肢淋巴水肿
逐渐引起的关注，乳腺癌术后上肢淋巴水肿成为临床上急待解决的问题。对乳腺癌术
后上肢淋巴水肿的发病机制的不断研究，认识到乳腺癌术后上肢淋巴水肿要从单纯治
疗改为术前预防加术后治疗的新模式上。而对于那些症状已经持续的患者，要以早期、
长期、综合、个体化治疗为原则，最大程度上治疗水肿，使患者获得较好的疗效。

（张　亦）

面瘫后遗症的综合修复

小王一觉醒来，刷牙漏水，照镜子才发现，口角歪斜，一侧眼睛闭不上了，眉毛也不能动了。小张赶紧去医院神经内科就诊，医生的诊断是"面瘫"，随即开始药物治疗。

▶ 一觉睡醒，脸怎么就不会动了

根据小王的发病过程和症状，应该是得了贝尔面瘫。贝尔面瘫是最常见的突发面瘫，一般和病毒感染有关，是一种炎症和感染性因素导致的面瘫，以突然发病和具有自愈性为主要特点。大多在发病后 2～5 天内症状最严重，3 周后会逐渐好转；但发病后，切莫大意，需要立即去医院的神经内科或者耳鼻喉科就诊。虽然大部分人都能恢复正常表情，但确有少部分人会有后遗症。

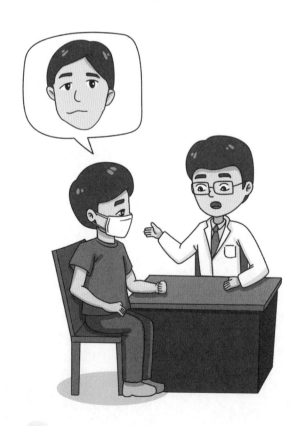

小王经过药物和针灸等保守治疗半年后，未能完全恢复，出现了"提口角、挑眉毛、闭眼睛力量减弱"的不全面瘫表现和"闭眼睛伴口角抽动"的面肌联动。这类面瘫后遗症对患者的面部外形影响明

显，甚至导致社交障碍，这时可以到整形外科做进一步治疗。

▶ 综合治疗方案

此类治疗由简单到复杂分为如下 3 个层级。

首先，可以选择康复理疗，大型三甲医院常有专门针对面瘫的理疗医生，可以通过理疗手法和理疗设备，帮助患者表情的恢复；但康复理疗效果有限，需配合药物或手术治疗。

其次，可选择肉毒素注射。面瘫后口角歪斜，这就像天平失衡，并且面瘫后面部表情不协调，多还伴有"口眼联动"这类面肌联动的症状，这类情况可以找专业的整形医生通过肉毒素注射调整面部肌肉力量来改善。

最后，除了理疗和药物注射等保守治疗，还可以选择手术治疗。面瘫后还可以通过整形手术来改善面部外形和表情功能，例如，口角松垂歪斜可以通过"筋膜悬吊""颞肌瓣转位"等手术修复，眼睛闭合不全可采用"眼睑退缩矫正"等手术修复，眉下垂可通过"静态悬吊"等改善，面肌联动还可采用"高选择性面部肌肉离断术"进行修复改善。另外，需要注意的是，如果是外伤或手术后出现的面瘫，一般需行面神经损伤修复，需及时就诊，以免耽误治疗。

专家提醒：面瘫整形修复常涉及眼、鼻、唇等多个区域，需门诊面诊检查后制订系统的诊疗计划，如有明显眼睑闭合不全，需注意保护角膜，伴有眼部炎症者，需及时到眼科就诊。

（陈　刚　王　炜）

肿瘤术后面瘫，如何"乾坤大挪移"重建微笑

小张人到中年，出现耳鸣，听力下降，伴有眩晕，原以为只是工作太劳累，到医院详细检查才发现是听神经瘤。由于肿瘤较大，且症状明显，最后选择做了听神经瘤切除手术。术中虽然最大限度地保护了面神经，但原发肿瘤较大，术后小张仍出现肿瘤侧面部完全性面瘫表现。经过半年多的恢复，小张的面瘫不见好转，口角歪斜，眼睛闭不上，眉毛下垂，不仅影响外形，还伴有溢泪等眉眼不适。听病友和主刀医生说整复外科有面瘫整形修复的治疗技术，所以赶紧前来就诊。

医生检查后告诉小张，听神经瘤或腮腺肿瘤这类头面肿瘤和面神经关系密切，在肿瘤切除术后出现面神经损伤是比较常见的，术中即便面神经并未完全被切断，但由于面神经的血运受损或肿瘤切除过程中的牵拉压迫，仍有一些患者会出现面瘫。有些患者面瘫在术后半年内会有明显的恢复，而有些患者则将无法恢复，需要进一步治疗。现在小张术后已经 1 年多了，患侧面部抬眉闭眼及口角上提的面部表情动作没有任何恢复迹象，表现为"单侧完全性面瘫"。经过多次肌电图检查后仍无恢复迹象，其面神经功能自然恢复的可能性非常低，需要考虑进行面瘫修复治疗。

▶ "乾坤大挪移"，恢复面肌功能

根据肌电图检查情况，小张仍有通过重建神经支配来恢复瘫痪面肌功能的机会。医生建议先采用咬肌神经转位面神经修复术来重建微笑，并且鉴于小张口角静态明

显下垂，导致其社交压力很大；而单纯的咬肌神经转位术难以明显改善静态口角下垂，所以建议同时做"阔筋膜静态悬吊术"来改善口角静态对称性。小张一听手术名字这么长，又是动态修复，又是静态修复的，听着就像"乾坤大挪移"。

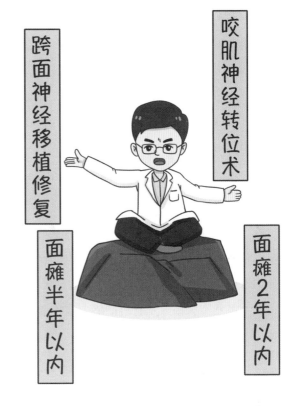

医生向小张详细解释了手术方案细节。肿瘤切除导致面神经损伤后，临床上常用的神经修复方法有两大类：一类是跨面神经移植，也就是用小腿一根感觉神经（腓肠神经，该神经的切取对下肢运动功能没有影响，但会造成小腿脚踝外侧部分区域感觉减退），像接电线一般，用这根神经将未受损侧的面神经信号传导至瘫痪侧。术后 1 年左右时间，患侧面神经将逐渐恢复部分功能，从而能形成微笑动作，改善患者的面部表情对称性，缓解其社交压力。但该术式适用面瘫半年以内的患者，小张的情况并不适用。另一类是以咬肌神经转位术为代表的神经转位手术。以咬肌神经转位术为例，就是将控制咬肌收缩的咬肌神经的一个分支转位与面神经分支吻合，从而使患者在术后能够出现咬牙动作带动的笑容。若咬肌神经无法使用，还可选用副神经或者舌下神经进行神经转位术修复。由于小张的面瘫时间已经超过 1 年，已经错过做跨面神经移植修复的最佳时间；而咬肌神经转位术可适用于面瘫时间超过 2 年的患者，并且因其供区损伤小、恢复快、疗效稳定等优势是国际同行所常用的一种修复术式。

咬肌神经转位面神经修复所使用的咬肌神经是属于三叉神经的一个分支，听神经瘤切除手术时一般不会损伤到咬肌神经；且修复手术所用的是咬肌神经的其中一个分支，因此术后患侧咬肌不是完全失去功能，而是咬肌收缩力部分下降。同时，由于参与咀嚼的肌肉除了咬肌，还有颞肌、翼内肌、翼外肌，术后可通过其他咀嚼肌代偿等形式调节咀嚼功能，并不会对正常咀嚼造成明显影响。此外，咬肌神经部分用于神经转位修复面神经后，咬肌萎缩可能引起不同程度的面部不对称，如果想改善面部大小对称性，可通过整形手段予以改善，如对侧咬肌注射肉毒毒素（瘦脸针注射）或患侧局部脂肪注射填充等。

医生进一步介绍到，咬肌神经转位面神经修复后 3～6 个月，经康复训练后可获得咬牙的微笑，效果一般比较稳定，并且还有辅助眼睛闭合的作用。但是由于咬肌神经转位术对口角静态对称性改善有限，所以，术前有明显口角静态下垂的患者需要同时做阔筋膜悬吊术。阔筋膜需要在大腿外侧做 1～2 个切口来进行切取得，阔筋膜部分切取后对下肢的运动功能影响不大，但在大腿外侧切取阔筋膜的区域肌肉会鼓起。医学上虽然有一些人工材料能够一定程度替代阔筋膜用于悬吊，但由于存在术后粘连，以及费用昂贵等原因，阔筋膜是作为面部静态悬吊的首选。

▶ 不同疾病时期，不同治疗对策

对于面神经损伤短于 2 年的早期面瘫患者，我们可以采用上述"神经修复 + 筋膜悬吊"的方式来重建笑容，而对于面神经损伤大于 2 年的晚期面瘫患者，上述神经修复术式就不再适用了。晚期面瘫面肌完全纤维化，无法再通过神经修复的方法来恢复原有面部表情肌的功能，那么只能通过肌肉替换的方法来修复，即用其他部位的肌肉及其神经血管一并"挪移"到面部，替代原有的面肌功能。

晚期面瘫修复治疗，可分为生理性修复和非生理性修复两大类。生理性修复，即以健侧面神经支配替代肌肉的收缩活动，使患侧面肌具有和健侧相一致的协调收缩活动，符合正常生理特性，故称为生理性修复。经典术式是超长蒂背阔肌瓣一期跨面游离移植术和分两期进行的股薄肌瓣游离移植术。非生理性修复，则是以其他非面神经来支配移植肌肉，如应用很广的颞深神经支配的颞肌瓣转位手术，以及咬肌神经支配的股薄肌瓣移植术等。

晚期面瘫修复术式相对早期面瘫修复，涉及肌肉转位或者肌肉游离移植更为复杂，更加需要到整复外科的面瘫修复专科进行详细检查，以选择合适的术式。且由于原发肿瘤灶的情况和患者手术时机及预后密切相关，在进行面瘫修复术之前，应联合相关专业医生仔细评估原发肿瘤灶对后续面瘫修复的影响，必要时需进一步肿瘤治疗。

面瘫不仅严重影响笑容表达，还可导致无法抬眉闭眼，这些不仅涉及表情和外貌，还会继发眼睑退缩导致眼睑闭合不全，从而导致角膜炎症及溃疡等情况。因此，面瘫后的整形修复是涉及面部多部位的外形和功能修复，是一个系统性工程。

专家提醒：面瘫整形修复常涉及多个学科的联合治疗，需于门诊详细检查后，制订个性化诊疗计划。

（陈　刚　王　炜）

指（趾）甲损伤怎么办

指（趾）甲是位于手指或足趾末端背侧面的扁平板状结构，由椭圆形的角质细胞凝聚而成，其主要成分是角蛋白，起保护指（趾）端和辅助完成精细动作等作用。在日常生活和工作中，指（趾）甲可单独或连同周围指尖组织受到切割、挤压和撕脱等不同性质的损伤，在手外科急诊中十分常见。及时在损伤后完成一期修复对于指（趾）甲的塑形和功能重建十分必要。

▶ 认识指（趾）甲

1. 指（趾）甲的结构

指（趾）甲结构精细，分为甲体、甲根、甲沟、甲床、甲基质等部分，对指（趾）甲的解剖认识有助于我们进一步了解其来源和功能。

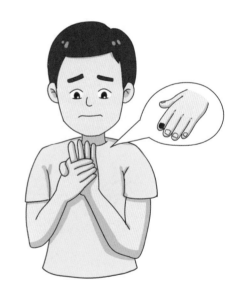

（1）**甲体**：指（趾）甲与皮肤相连的部分称为甲体，超出皮肤的部分为游离缘。

（2）**甲根**：甲体近端深入手指（趾）皮下的部分为甲根，甲体两侧及近端的皮肤皱襞形成甲廓，又称为甲襞。

（3）**甲沟**：甲体外侧与甲廓（甲襞）之间形成的凹陷叫做甲沟。

（4）**甲床**：甲体下方即为甲床，上方与甲体紧密相连，下方与指骨骨膜直接融合，主要成分是未角化的表皮与真皮，甲床血管丰富，呈淡红色。甲床以远端为甲下皮，近端甲襞覆盖甲根处移行于甲上皮。

（5）**甲基质**：近甲根处的甲床称为甲基质，一半则位于皮肤下，另一半位于指（趾）甲下，形成白色的半月弧形，称为甲半月。

2. 指（趾）甲的来源

目前指（趾）甲生长存在两种学说。三元学说认为指（趾）甲来源于甲基质、甲床和近侧甲襞，一元学说则认为指（趾）甲仅来源于甲基质。2 种学说都指出了甲基质的重要性，不同之处在于一元学说认为甲床和甲襞不参与指（趾）甲形成，而是为指（趾）甲生长提供良好的塑形条件。

以往认为甲床损伤不能再生，近年来不断有学者对指（趾）甲的解剖和功能进行研究。研究发现，甲床固定在末节指（趾）骨表面，与指（趾）甲紧密依附，不仅参与引导指（趾）甲的生长，甲床的再生也是指（趾）甲损伤后修复的重要基础。

3. 指（趾）甲的功能

甲床及甲根部的甲基质有着丰富的血管，为指（趾）甲再生提供丰富的营养，一旦受损，指（趾）甲即开始畸形生长。指（趾）甲的主要功能是保护指端及其下的柔

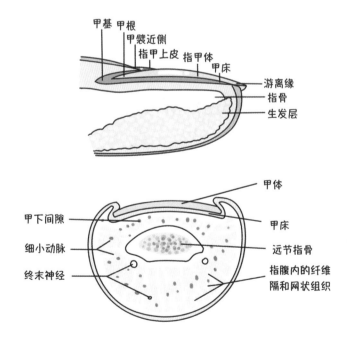

软甲床在工作中少受损伤。重要的是，指甲还起到帮助手指完成搔、抓、剥、扣等较精细特殊动作，作为指背的固定装置，指甲具有防止指腹软组织旋转，可以起到维持握持动作，强化指腹触觉的作用。自古以来，指（趾）甲还可以作为中医诊断工具，反映人体近期健康和生理失衡的状态。不能忽视的是，指（趾）甲也是人体形态美学的重要组成部分，指（趾）甲的缺如、畸形均给患者造成不同程度的心理影响，需要临床工作者在损伤中及时干预处理，防患于未然。

▶ 如何处理指（趾）甲损伤

1. 指（趾）甲损伤的分类

指（趾）甲损伤在临床中较为常见，根据损伤性质，可分为裂伤、砸压伤和撕脱伤等。为了指导临床治疗，通常根据甲床损伤分为三型：Ⅰ型，单纯甲床损伤；Ⅱ型，甲床合并甲周皮肤软组织损伤；Ⅲ型，甲床合并甲周、指骨和指腹软组织损伤。

2. 不同指（趾）甲损伤的处理

（1）甲下血肿：当远节指（趾）端受到挤压或砸伤导致甲床出血，表现为甲下呈黑紫色，指（趾）甲与甲床剥离，可触及波动感或漂浮感，剧烈疼痛等。甲下血肿应尽早引流，通过甲上钻孔或侧方切开将血肿引流出来，血肿引流后进行局部消毒、加压包扎。若甲下血肿感染形成甲下脓肿，必须拔甲，充分引流。

（2）甲床损伤：对于单纯甲床裂伤，如无错位，局部可不缝合，若断端易错位或对合不齐，应用细线缝合并早期拆除缝线。若发生甲床缺损，视缺损大小决定治疗方式，对于小于4毫米的缺损，局部油纱覆盖并加压包扎；而大于4毫米的缺损，需要选用全层或断层甲床、断层皮片或真皮修复。术后用甲模板压迫固定4周，钻孔引流，便于指（趾）甲生长。

（3）甲床损伤合并甲周皮肤软组织损伤：修复甲床的同时，用全厚皮肤移植或指腹推进皮瓣修复皮肤缺损，注意沿甲沟切开移植皮肤，利用适形甲模板形成甲沟，塑形甲床。

（4）甲床合并指骨及指腹软组织损伤：重建末节指（趾）与甲床长度，修复甲床下支撑组织。残端无骨外露用全厚皮或带少许皮下组织移植，有骨外露者宜行皮瓣修复甲床、甲周及指腹结构，术后均需加模板固定。

（5）甲基质以远截指伤：多采用自体趾甲复合组织移植或吻合血管的游离移植进行指甲再造。

甲下血肿在不同创伤中具有典型表现，通常合并甲床裂伤或缺损，而复合组织损伤往往伴有甲床的缺失，在这类损伤中，不能只注重创面修复而忽略甲床的重建，否则会造成指端的畸形与功能障碍。

3.疗效评定

影响疗效的因素不仅在于处理和治疗方式的选择，还在于术后甲模板的有效固定。Pessa 根据指（趾）甲修复后的外形、甲体附着能力和局部触痛症状将二期修复效果综合评定简化为：良好代表外观基本正常，中等代表指甲大体形态存在，差则代表有明显甲畸形。这一评定方法简明扼要，已广泛被大家接受。

综上所述，无论何种类型和程度的指（趾）甲损伤，均需早期鉴别并进行恰当处理，同时需进行远期随访和综合评价，针对指甲的畸形愈合可明确病因并采取相应修复手段，争取恢复指（趾）甲良好的形态及功能。

（赵丹阳）

咬指甲仅仅是不卫生吗

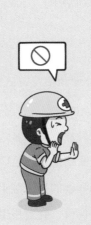
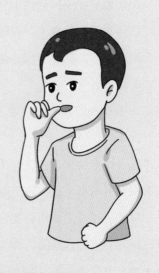

"小朋友们，都不要咬指甲噢，这很不卫生。指甲上有细菌，会吃到肚子里生病的，大家要做乖宝宝。"这是幼儿园常常看到的情景，说明咬指甲是一个众所周知的卫生问题。那为什么很多孩子甚至成年人都喜欢咬指甲呢？咬指甲仅仅只是不卫生吗？咬指甲有什么好的干预方法吗？

咬指甲是很常见的现象，属于以身体为导向刻板重复行为的一种。一项在特立尼达西印度群岛的研究显示，咬甲癖在儿童中的发病率为52.9%，相比一般人群的发病率更高一些。Lowry研究的空军新兵样本显示，咬甲癖患病率为37%，在患有精神疾病的人群中患病率为57%。相信看到这个数据的你会有些惊讶于咬甲癖的高患病率。让我们还是回到特立尼达西印度群岛的研究中来，该项研究显示51%的家长并不关心孩子的口腔习惯，64.5%的家长甚至认为孩子在没有任何干预的情况下会改掉这个习惯。这就可以部分解释咬甲癖高发病率的原因。咬甲癖这么常见，原因在哪里呢？难道是指甲味道好、口感好？其实，咬指甲是由多方面原因造成的，包括心理因素、家庭因素及遗传因素。

▶ **心理原因**

　　儿童咬甲癖与婴幼儿口欲期没有得到有效满足有着很大的关系，如果母乳喂养时间较少，父母对婴幼儿关注不足，就可能导致口欲期固结，使婴幼儿把啃食指甲作为得到关注、缓解压力、获得满足的途径之一。此外，咬甲癖的患者往往是受到焦虑情绪诱发，可以通过咬指甲的行为使自己感到情绪上愉悦，舒缓焦虑状态。这种行为可能是人类和动物共有的一种受压力诱发的情绪调控表现，旨在通过减少警觉或者调动脑内奖赏系统来抵抗压力引起的焦虑情绪。患者表现出在执行刻板重复行为之后感受到焦虑缓解或者产生愉悦情绪，类似一种如释重负的满足感。

▶ **家庭原因**

　　有咬甲癖的儿童往往和父母的教育方式相关。首先，父母没有和孩子有效沟通，或是关注不足，孩子常常伴有焦虑、紧张等境遇，不能得到缓解。其次，父母对于孩子过于严厉会导致孩子压力过大，经常伴随紧张、害怕的情绪。最后，父母对孩子啃食指甲的行为没有引起足够的重视，不能及时的干预、监督管理。除此之外，如果父母存在咬甲癖，在同一生活空间下，孩子很有可能模仿父母，学习啃食指甲的行为。

▶ **遗传原因**

　　已有研究表明，咬甲癖是与遗传相关的。有研究显示，同卵双胞胎同时患有咬甲癖的比例为75%，而异卵双胞胎同时患有咬甲癖的比例为18%。如果父母双方都有咬甲癖，那么孩子患有咬甲癖的风险要比正常孩子高出3～4倍。

　　基于上述各种原因，患者在啃食指甲的过程中可以缓解焦虑不安的情绪，甚至获得愉悦的感受，但随之而来还有许多风险和危害。

　　危害一：指甲的甲缘缝隙、甲沟就像是地板的缝隙一般很容易藏污纳垢，细菌容易在这里滋生繁殖，也容易藏匿寄生虫及虫卵。啃食、吸吮指甲时，藏匿的细菌、病毒、寄生虫及虫卵等会通过口腔进入消化道，进入人体的细菌和寄生虫会在人体内机会性繁殖，诱发胃肠道疾病、寄生虫相关疾病，比如肠胃炎、手足口病、甲肝、布鲁菌感染、蛔虫感染等。

危害二：啃食指甲最直接的问题，其实是指甲的损伤，包括甲片缺损、甲床损伤、甲沟炎等，反反复复的损伤、感染会导致甲床畸形，甚至骨髓炎、骨折、短指畸形。临床上我们曾遇到患有咬甲癖的儿童啃食指甲 5 年多，导致双手的 6 个手指末端指节缺失；也遇到过因为啃食大拇指的习惯，手指破溃引发骨髓炎而手术的患者。类似这样的案例比比皆是，值得我们深思，咬指甲不只是不卫生而已。

危害三：儿童口腔的发育过程中，咬甲癖会引起孩子的牙齿牙列错乱、畸形、萌出障碍、牙齿松动、牙缺失等，甚至是颌骨发育畸形，以及后续的口腔卫生问题。这些问题的发生既影响孩子的口腔健康，又影响他们以后的容貌问题，需要家长引起重视。

咬指甲带给患者的不仅仅是不卫生而已，还会引起损伤，诱发感染，甚至改变容貌，积极的干预和治疗是十分必要的。患者本人或家长要引起足够的重视，积极寻找患病的原因。如果是家庭原因，家庭成员有必要改善协调家庭关系及教育模式，给予患者足够的关注。对于存在心境障碍的患者，则需要寻求心理医生的帮助，治疗不良心境，以及疏解心理烦恼，又能够纠正咬甲癖。来自家庭的监督帮助也是十分必要的，对于不能独立自主的儿童，家长的积极关注和督促可以帮助孩子一起改掉不良的行为习惯，甚至可借助"苦甲水"等外力来辅助。对于心理治疗、物理工具辅助效果欠佳的患者，可使用药物干预治疗。药物疗法是治疗咬指甲的二线疗法。咬指甲可因 5-羟色胺不足，且不能自控导致发病，应用 5-羟色胺回收抑制剂治疗是有效的，但由于这些药物可能会引起一定的不良反应，因此作为二线疗法，需要在医生的指导下服用。如果已经存在了严重损伤、畸形的患者，如甲沟炎、指骨骨折、骨髓炎、颌骨畸形等，则要到相关科室接受对症治疗。

（耿乐乐　倪　涛）

手指被门夹了，怎么办

手是我们生产和生活的工具，也是我们在生产和生活中最容易受伤的器官。在我们的日常生活和工作中，经常会遇到手指特别是指尖被机器、车门、门或者窗夹伤的状况。既然我们生活中很常见而且很难杜绝，我们只能选择面对。

▶ 手指被夹先冷静

我们首先应该有预防受伤的意识。尽量避免手指被门、窗、车门或者机器夹伤。但是，当手指被门、窗、车门或者机器夹伤的时候，如何冷静的处理就显得格外重要。我们在手指被门、窗或者机器夹伤时，因为疼痛和缩手反射，我们本能地会猛烈的缩回自己的手或者手指，如果这时候门、窗或者机器把手指（特别是末节手指）夹得很紧时，猛烈的缩手反射往往会导致手指（特别是末节）发生严重的脱套伤，最终造成末节截指的严重后果。为了避免上述严重后果，当我们的手指已经被门（车门）、窗或者机器夹住时，请你坚强一些，忍住疼痛，暂时保持手指不动，不要猛烈的抽出手指，迅速地对夹住手指的门（车门）、窗或者机器做个简单的评估。如果只是我们日常生活中的门（车门）

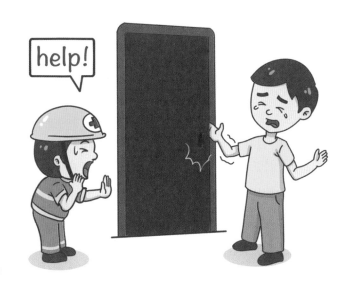

或者窗，我们可以轻易打开的门或者窗，我们可以自己或者要求身边的人帮助打开门（车门）或者窗，在手指不受到挤压的状态下缩回手指。如果是在工作中的机器的挤压伤，特别是冲压机或者塑形机，要大声呼救，叫附近工友及时关停机器，或者使机器的挤压部分分开，或者用液压泵分离机器挤压部分或者拆除机器挤压器件，尽量使手指在无挤压或者轻微挤压状态下缩回手指，以避免手指脱套伤的发生。

▶ 分类处理挤压伤

无论是我们主动缩回，还是被动缩回手指，挤压过程已经发生了。这时候我们要对手指损伤状况做个简单的评估，是闭合性损伤还是开放性损伤？所谓闭合性损伤，就是没有出血，只是出现手指皮肤瘀血，或者指甲下瘀血。在闭合性损伤的情况下，看看手指是否变形，如果没有变形，可以试探性的活动下手指。如果手指可以进行一定程度的主动屈伸活动，说明手指受伤状况还不算严重，可以到自来水龙头下用流动的水对受挤压的手指部位进行冷水冲淋冷敷，或者冰水冷敷，以减轻挤压伤引起的软组织肿胀。此种情况下，不需要就医，只需要在48小时内进行冷敷，每天冷敷2~3次，在减轻疼痛的同时减轻肿胀的程度。一般冷敷10分钟左右疼痛就会明显缓解，之后48小时内我们保持患肢高于心脏水平，同样达到减轻疼痛和肿胀的目的。随着后期皮下血肿和甲下血肿的逐渐吸收，疼痛和肿胀缓解，逐步恢复正常。在这种闭合性损伤的情况下，如果疼痛不能缓解，而且疼痛越来越严重，这时候就应该去医院就诊了。这时候医生可能会为你实施血肿加压的处理，比如指甲钻孔血肿减压术等缓解你的疼痛感。在闭合性损伤的情况下，如果手指发生了变形，不管是手指末节垂下来，还是手指向左右两侧歪斜，均要立即前往医院就诊。因为有可能发生了肌腱、关节、骨（骨骺）损伤，需要专业医生诊治。在前往医院之前，最好使用夹板，如果没有夹板，使用硬纸板剪成合适的大小将受伤的手指或者整个手掌固定起来，以免发生二次损伤，同时可以减缓刺激引起的疼痛。

如果是开放性损伤，主要表现为出血、皮肤裂伤、甲板撕脱、甲根翘起、手指变形、手指弹性固定等情况，需要立刻用干净的纱布或者手绢等压迫止血；同时做好手指的夹板（硬纸板或者铝板）固定，尽快前往医院处理。这里需要特别注意的是甲根翘起，这种情况下看起来好像不是很严重，只是甲根部突出刺破了甲上皮，出血也不多，手指形状也没有太大变化，疼痛也不是很显著，往往容易被忽视，但是这种情况下往往是伴随着下面指骨的开放性骨折，甲床损伤如果不及时就医处理，容易造成骨折移位、感染、

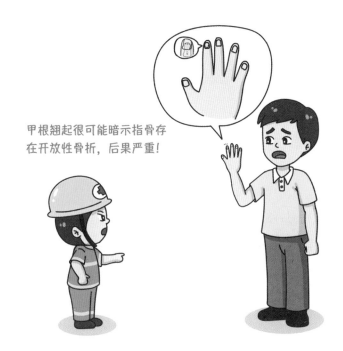

甲根翘起很可能暗示指骨存在开放性骨折，后果严重！

甲床瘢痕、后期指甲变形等较严重的后果。

▶ 严重损伤怎么办

开放性损伤中，有两种情况比较严重：一是手指皮肤脱套伤；二是手指离断伤。上述两种情况特别容易发生在手指的末节。在上述两种情况发生后，如何在就医前正确处理脱套或者离断指体，对于减少医生的手术难度和增加患者肢体功能恢复的可能非常重要。当患者发生指体离断、指体皮肤脱套时，我们必须尽快找到脱套或者离断的指体，简单清理组织上的碎屑或者杂物后，如果有条件，可以用生理盐水浸湿纱布然后拧的略干，然后用略干的湿纱布将离断指体或者脱套皮肤包起来，用密封塑料袋密封起来；再将塑料袋放在冰水混合物内，如果没有冰水混合物，直接用冰袋也可以。这样可以保持离断指体或脱套皮肤的湿润，又不至于导致离断指体或脱套皮肤吸水肿胀，同时又能有效减少离断指体或脱套皮肤的热缺血时间，对离断指体或脱套皮肤的再植提供了更多的可能。如果没有纱布，干净的手绢或毛巾也可以，但是必须拧

干，不能滴水，同时放在密封袋内。严禁将离断指体或者脱套皮肤泡在盐水或者消毒液里，因为这将导致再植手术无法进行或者再植失败。同时要注意，最好要有人专门保管离断指体或者脱套皮肤，以免在就医过程中发生离断指体或者脱套皮肤的丢失。这个事情看起来好像不起眼，其实是常常发生的，因为就医过程中急急忙忙的容易丢三落四，大家最希望的是用最快的时间赶到医院，却往往忽略了最重要的东西。

　　以上几点是我们在急诊处理手指夹伤中常见的一些需要大家了解的内容。简而言之，心中要有预防意识—受伤时正确处理手指和致伤源的关系，正确安全分离手指和致伤源—简单评估是否是闭合性损伤—闭合性损伤是否需要去医院处理—去医院处理前需要注意哪些情况。按照这样的处理程序大家就能做到心里不慌，有条不紊！

（姜　浩）

篇三 神奇重建 面部五官缺损的

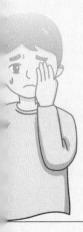

受伤后怎么办

受伤是生活中难以避免的意外，无论是小擦伤还是严重的车祸或烧伤，都会对我们的身体和心理造成影响。幸运的是，现代整形外科不仅能修复这些创伤，还能帮助我们恢复健康与自信。让我们一起探索整形外科的神奇修复术，看看它是如何改变我们生活的。

▶ 整形外科的神奇力量

你可能认为整形外科只是让人变美的"魔法"，但它在修复创伤方面也有着重要作用。从简单的缝合到复杂的皮瓣移植，整形外科医生通过先进的技术和细致的护理，帮助受伤者恢复正常生活，甚至比受伤前更好。

▶ 常见外伤及修复方法

（1）**刀伤和车祸造成的皮肤和组织损伤**：刀伤和车祸是生活中常见的意外，皮肤和组织的损伤不仅影响外观，还可能影响功能。整形外科医生可以通过皮瓣移植和瘢痕修复，重新塑造受损部位，让患者重新拥有光滑的皮肤。

（2）**烧伤后的修复**：烧伤是最严重的皮肤损伤之一，需要长期的治疗和修复。通过皮肤移植手术，医生可以用健康的皮肤替代烧伤部位，恢复外观和功能。术后的护理同样重要，帮助伤口愈合和减少瘢痕。

（3）**骨折后的面部重建**：面部骨折不仅影响外貌，还可能导致功能障碍。整形外科的面部重建手术通过重塑骨骼和软组织，让患者的脸恢复原貌，甚至更加美丽。

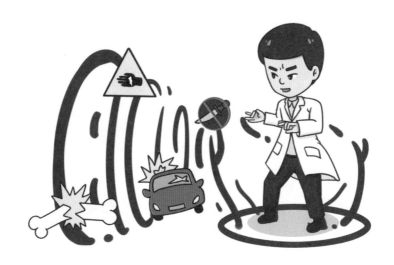

▶ 手术过程及护理

手术听起来可能很可怕，但了解手术过程和术后护理可以帮助患者减轻恐惧，做好充分准备。

（1）**手术前的准备：**手术前，医生会对患者进行详细的身体检查和心理评估，确保患者适合手术，并制订个性化的手术方案。患者需要保持良好的生活习惯，戒烟戒酒，确保身体状态最佳。

（2）**手术过程：**每种手术都有其独特的过程。以皮瓣移植手术为例，医生会选择健康的皮肤组织，通过显微外科技术移植到受损部位，精细缝合，确保皮肤的生长和愈合。

（3）**术后的护理：**术后护理至关重要。按照医生的指导进行伤口护理，避免感染，保持清洁。适当的休息和营养也能促进康复。心理支持和康复训练同样重要，帮助患者重建自信。

▶ 心理支持和康复

受伤后的心理创伤往往比身体创伤更难恢复。保持积极的心态，寻求专业的心理咨询和家人朋友的支持，可以帮助患者渡过难关。参加社交活动，保持良好的人际关系，也能让患者在康复过程中感受到温暖和力量。

▶ 最新技术和未来趋势

整形外科技术不断进步，新技术如微整形和激光治疗，使修复变得更加高效和安全。未来，整形外科将朝着个性化和智能化方向发展，提供更精准的治疗方案。患者可以期待更少的创伤，更快的恢复和更好的效果。

受伤后，整形外科的神奇修复术可以帮助患者重拾健康和自信。了解这些修复手术的过程和效果，可以让患者更积极地面对生活中的挑战，重建美好生活。记住，科学和技术会让我们变得更强大，让我们一起迎接美好的未来。

（张国佑）

神奇"换脸术"：自体组织修复让美丽绽放

在这个科技日新月异的时代，医学界的每一次突破都令人惊叹不已。下面我们要聊的就是来自上海交通大学医学院附属第九人民医院（以下简称"九院"）整复外科的一项革命性成果——自体组织全面部修复技术。它被誉为"中国式换脸"，为那些面部被严重毁容的患者带来了新生的希望。

▶ 什么是"自体组织全面部修复"

当一个人的脸部因为意外而变得面目全非，留下的不仅是身体上的累累伤痕，更是心灵深处难以愈合的创伤。面对这样的困境，传统的治疗手段往往显得力不从心。然而，九院整复外科的李青峰和昝涛团队却用他们的智慧和努力，开创了一种全新的治疗方式——利用患者自身组织来修复整个面部。这项技术专为那些遭受面部严重损伤的患者设计，它不仅仅是对皮肤的简单修补，更是一场对面部结构、功能与美学的全面重塑。

其实，这个过程可被划分为几个核心步骤，每一步都至关重要。

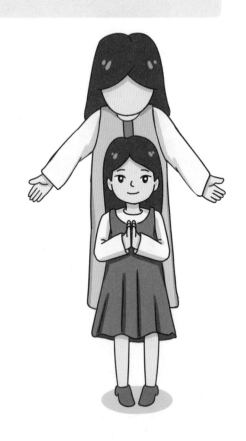

第一步，基础构建：皮肤扩张准备

医生会在患者胸部皮肤下放置一个"水囊"，称为组织扩张器，另外还会植入一根来自大腿外侧的血管来促进局部血运的重建。在接下来的日子里，医生会根据患者的具体情况，定期且适量地向这个组织扩张器中注入生理盐水，水囊会慢慢变大，其上的皮肤也随之扩张，变得既大又有弹性，能够达到约 3.6 倍的皮肤扩增效果。同时，植入的血管出芽生长，即血管会发出新的细小分支并逐渐延伸，最终形成一个全新的血管网络。这一网络如同一张细密的网，滋养着巨大的扩张皮肤，确保其能够获得充足的氧气和营养物质，从而保持其生物活性和代谢能力。这种滋养作用对于保证扩张后的皮肤依然是"活的"皮肤至关重要，也为后续的面部重建手术奠定了坚实的基础。

第二步，搭建五官：科技助力，精准塑形

接下来，医生会使用一种高科技的方法——三维打印，来制作一个精确的鼻子和嘴唇的框架。这个框架是用软骨材料制成的，形状和大小都与原本的面部特征相匹配。医生将这个框架放入之前准备好的皮肤下，开始塑造新的鼻子和嘴唇。

第三步，皮肤转移：血管对接，焕发新生

现在，那块经过充分拉伸的皮肤已经就绪，医生会小心翼翼地把它从原来的位置移到脸上。然而，仅仅实现物理上的覆盖远非终点。医生接下来会进行一项至关重要的操作——血管吻合术。这是一项精细入微的工作，旨在将新覆盖层上的血管与面部原有的血管网络精准对接，确保它有足够的血液供应保持活力。

在手术过程中，医生还会使用一种叫做"吲哚菁绿血管造影"的高科技手段，来监测新面容的血液循环情况。这就像是为医生装上了"透视眼"，可以清楚地看到血液流动的情况，确保一切顺畅无阻。同时，它还能帮助医生精确地找到最佳的开口位置，比如嘴巴、鼻孔和眼睛周围的缝隙。这样一来，新面容不仅能够看起来更加自然，还能拥有良好的功能。

手术完成后，还需要进行一系列的精细调整。医生会根据患者的面部轮廓和五官特点，对新的皮肤进行修剪和塑形，让它与患者的面部完美融合。

▶ 自体组织全面部修复技术何以成为面部重建的优选方案

这项技术之所以如此卓越，主要归因于以下几个方面的创新与突破：首先，安全有效。因为是患者自己的组织，所以移植后不会产生排斥反应，也不需要长期服用免疫抑制药物，大大减轻了患者的身体负担。其次，解决了供体短缺和伦理问题。传统的异体移植需要找到合适的供体，不仅难度大，还可能引发伦理争议。最后，该技术解决了既往自体组织修复领域中的难题，包括皮肤来源受限、复杂五官构建、血供不足及匹配不精等。通过组织扩张创造高质量皮肤，集成先进技术重塑五官形态，精细血管吻合保障血供，该技术实现了功能与外形的双重提升。

这项技术的成功，离不开九院整复外科研究团队多年的努力和探索。他们不仅结合了血管预构、三维打印、组织扩张、再生医学等先进技术，还通过不断的临床实践和基础科学研究，形成了一套标准化的面部修复方案。可以说，这是科技与医学完美结合的典范。

研究团队回顾了从 2005～2022 年间接受这项治疗的患者，发现他们的面部功能和美观都得到了显著提升。比如，口腔形态明显改善，睁眼闭眼能力大幅增强，连面部表情都变得更加丰富自然。更重要的是，患者的生活质量显著提高，92% 的患者成功重返工作岗位，重新融入了社会。

随着科技的不断发展，自体组织全面部修复技术还将不断完善。未来，它有望为更多面部毁损的患者提供更加安全、有效的治疗选择。同时，这也将推动全球面部重建科学领域的发展，让更多的人重拾生活的信心和勇气。

总之，这项"中国式换脸"技术不仅是一项医学上的突破，更是人类智慧和勇气的体现。它彰显了科技进步带来的无限可能，让我们对未来充满了希望与憧憬。

（王　容　夏文政　昝　涛　李青峰）

真假眼球，"睛"彩再现

"谢谢你们！小森终于可以摘下遮挡他左眼 17 年的眼罩，像正常的孩子一样自信地融入学习、社交、生活，重新开启属于他的亮丽人生了。"

2020 年，一位留着遮盖左眼长刘海的男孩子由爸爸陪着踏入上海交通大学医学院附属第九人民医院整复外科张英主任的诊室，这男孩是 17 岁的小森。拨开长发，张主任见到小森的左眼还佩戴着眼罩，取下眼罩后，小森始终低头不语，没有勇气正视周围的人，有强烈的自卑感。原来，小森 2 岁时被诊断为左眼视网膜母细胞肿瘤，进行了左眼剜除术。现左眼窝严重闭锁，眼片无法佩戴，丧失正常的容貌。如果没有墨镜或者纱布遮挡，常常吓到别人。在成长过程中，他备受歧视和孤立，自尊心、自信心均受到严重的伤害。小森父亲带着小森辗转多家医院，却始终因为修复过于复杂和困难而多次被拒之门外。

▶ 什么疾病让他失去眼球

视网膜母细胞肿瘤是儿童最常见的眼恶性肿瘤，是一种起源于胚胎视网膜细胞的眼内恶性肿瘤，好发于 3 岁以下儿童，40% 为遗传型视网膜母细胞瘤，60% 为非遗传性，是由肿瘤抑制基因 *RB1* 突变或缺失引起，发生率在 1/21 000～1/10 000。早期难以发现，患儿因瞳孔区域出现黄白色反光，即白瞳症而就诊，该阶段已进入

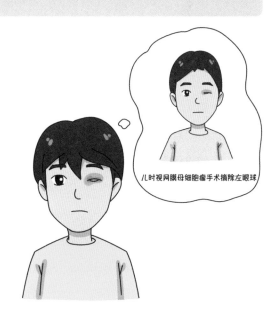

儿时视网膜母细胞瘤手术摘除左眼球

晚期，多数需要行眼球剜除术，且术后常需配合放疗、化疗等治疗。治疗后患儿虽保住了生命，却丧失视力和正常的外观。患病眼眶及眶周组织也难以正常发育，外观的缺陷产生巨大的心理压力，多数患儿需长期佩戴纱布遮盖，影响正常的社交和学习生活。此类畸形医学上称为眼窝闭锁，又称无眼畸形（anophthalmic socket）。再造出一个逼真、以假乱真的眼球是这类孩子的梦想。

▶ 眼窝再造术的得与失

眼部由眶骨包含眼球软组织形成三维立体、解剖复杂结构，是具有视物、睁闭眼功能器官。眼部独特的眼位、高度、凸度、眼裂长度等多维度的复杂参数，使得重建过程较为复杂。如何再造出逼真的眼窝，并打造周围自然的衔接是整形外科的一大难点，医学上称为眼窝再造术（orbital reconstruction）。此类先天性视网膜母细胞瘤患者因从小就摘除了眼球，使得眼窝容积缺失，且在长大过程中因缺乏合适眼窝容积的刺激，整体眼眶发育不全更是雪上加霜。

传统的眼窝再造理念是采用足够的组织量重建可容纳义眼的眼窝，满足该条件的供区逐步形成了经典术式：足背游离皮瓣串联胫前筋膜瓣、桡侧前臂游离皮瓣及肩胛游离皮瓣等。该类方法需显微外科技术、推广较为困难且手术风险高，供区往往因切取组织较大，需要植皮修复，给患者留下较大的二次创伤和瘢痕，更让患者倍感压力的是面部需做很长切口进行血管吻合，额外增加面部瘢痕让眼部已有畸形的患者和父母难以接受。

因此，寻找一种更加微创的方式，保护面部完整、避免拆东墙补西墙，最大限度降低患者的供区损伤，是我们一直努力的目标。

▶ 再造眼睛的新技术

经过多年探索和积累，采用头皮颞浅筋膜植皮预构岛状皮瓣（prefabricated island flap with skin grafting of superficial temporal fascia，PIF-SGSTF），该手术以头皮为供区，不仅提供充足组织量且毫发无损，刀口全部隐藏在头皮内，带血管蒂皮瓣将手术风险降到最低，是与患儿和家人更容易接受的手术方案。

PIF-SGSTF 首先对双侧眼部数据进行测量，包括三维 CT 重建计算眼窝缺失容量、评估提上睑肌肌力、眼肌转动、颞浅血管彩超等。手术方案包括：一期制备完整保留头发的颞浅筋膜预构岛状皮瓣；二期行该预构皮瓣眼窝再造术，重建可容纳义眼片的眼窝；三期行精细化眼部结构调整包括内外眦修整、眼窝脂肪填充，定制逼真的义眼片完成佩戴。

经过半年的序列化手术，皮瓣全部成活，义眼片佩戴合适，眼窝形态满意，小森终于摘下了他的眼罩，剪去一头长发改为时尚的适龄发型。最让人开心的是，他终于开始和医生护士姐姐聊天，还通过微信和大家交流。看到逐渐自信起来的小森，我们深感欣慰、他

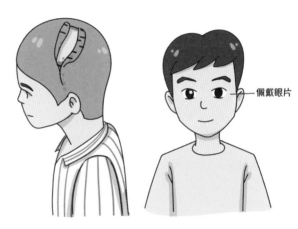

佩戴眼片

的父母脸上终于有了笑容。虽然经历了几次较大的手术，但小森面部没有创伤和痕迹，仅腹部线性取皮切口。"我终于拥有一个正常的眼睛了！"小森开启了自己全新的人生。

以上是小森的就医故事。在现实生活中，还有很多和小森一样经历相同疾病和畸形的儿童，因为眼球缺失给他们的童年和成长过程带来巨大的阴影。九院整复外科眼部修复专业组致力于眼窝再造和眼窝畸形重建，一直努力于探寻更微创的治疗术式。希望这类儿童能够在术后早期就诊，植入合适的义眼，以刺激眼眶发育，减少成年后的眼眶畸形。这样有望成年后，尽可能采用减少二次创伤的方式进行修复，以最小的代价实现义眼重建，开启新的人生，"睛"彩再现。

（张　英　程丽英）

义眼片戴不上，
两大原因可避免

　　因为外伤、烧伤或肿瘤等原因，许多人不幸失去眼球，有幼小的婴儿，也有成年人。失去眼球的眼窝通过医生对伤口的炎症、瘢痕的治疗，伤口逐步恢复后，就可以由专业技师按照健康侧眼睛色泽、大小比例制作义眼片。患者经过学习眼片佩戴和清洁，就可以每日自行摘戴眼片。佩戴义眼片对失去眼球患者的精神和心理是极大的安慰和支持，佩戴义眼片后，基本可以恢复双侧眼睛外观的对称性，可以进行日常的学习工作，使患者拥有健康的社交生活。因此，佩戴义眼片不仅仅是解决无眼球患者的外观，对患者树立健康积极的人生尤为重要。

▶ 义眼片为什么无法正常佩戴了

　　让无眼球患者佩戴美观舒适义眼片，属于一项独特的专业医疗领域，对无眼窝结构、修复技术需拥有丰富的知识和经验，因此是经过专业培训的医生从事这项工作，上海九院整复外科眼修复专业组是一支拥有丰富经验和专业梯队的团队。多年工作中，眼修复组发现：很多佩戴义眼片的患者慢慢出现一个问题，就是发现眼片戴不住了，眨眼做表情时眼片容易脱落，即便技师对眼片进行缩小修改，仍然无法正常佩戴，甚至完全不能戴了。

眼片为什么总是脱落呢

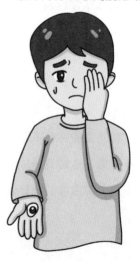

　　患者非常疑惑，一直戴得好好的，也没有外伤、碰撞等意外，为什么眼片会慢慢脱出眼窝？有时候一眨眼就会脱落，甚至出现眼片无法佩戴了！导致眼片佩戴困难的原因虽然有很多，最主要的原因是容纳眼片的空间不足，医学专业称为眼窝穹隆狭窄。就像人住的房子需要足够宽敞，当房子空间不足时，里面就无法容纳很多人一样。发生眼窝穹隆狭窄主要归为两大类原因：一类是由于眼窝特殊结构，清洁困难，里面的分泌物没有得到及时清洁，时间久了出现感染，进而发生粘连，导致眼窝容积缩小，原先眼片就无法戴入了；另外一类原因是眼片长期佩戴压迫，导致眼窝支持力量减弱，下眼皮的支持力量无法支撑眼片时，眼睛做眨眼等表情时，眼片就容易脱出。

　　如果眼片过厚、材质重，也会对下眼皮有压力，下眼皮支撑力减弱会逐渐加重。常年佩戴眼片患者，常出现下眼皮外翻或松弛，佩戴眼片的眼睛比健康眼睛大很多，在低头或做表情时眼片容易脱落。

▶ 眼片无法正常佩戴该怎么解决

　　眼片无法正常佩戴时，需要就医，经医生检查明确原因，进行手术修复。如果是眼窝空间不足，需要通过手术将粘连地方松解，粘连严重的会采用自体皮肤、人工真皮或皮瓣进行眼穹隆空间恢复，恢复期一般 2～4 周，之后可以眼片佩戴；如果是下眼皮支撑力不足，需要将松弛的下眼皮进行重新固位，恢复期 1～2 周。也有的患者同时需要两种技术，现在还有很多技术让眼窝更加逼真，比如眼窝内自体脂肪移植补充，使眼睛更加饱满。

▶ 眼片的选择与保养

　　现在眼片制作技术进步很大，技师对眼片纹路制作十分逼真，可以达到"以假乱真"。眼片材料基本分为树脂和玻璃，玻璃轻，佩戴舒适，但护理需要小心，脱落容易碎裂；树脂材料不易碎，护理简单，但比玻璃重量大。

　　当你了解这些知识后，佩戴眼片时需要注意定期清洁，眼窝里保持干净，可以用生理盐水或凉白开水进行眼片和眼窝冲洗，防止炎症发生。一个良好的眼窝空间保持才能保证眼片长久佩戴。一旦出现眼片脱离、佩戴困难，需要及时就医。

（张　英）

唇外伤畸形修复要点

小明是幼儿园大班的宝宝，今天放学回家后独自在客厅玩耍，从沙发跳下来时不小心上嘴唇磕到茶几，顿时哇哇大哭起来。哭声唤来了正在厨房忙碌的妈妈，检查发现皮肤有小伤口，口腔内有少量渗血。宝妈顿时不知所措。

▶ 唇部外伤发生后如何就医

唇部外伤后通常到口腔急诊或外科急诊就诊。经医生检查，小明上唇部皮肤伤口较小，但唇部肌肉有断裂，此外黏膜裂口不规则长约 1 cm。医生为小明进行了清创缝合。唇部撞击伤，皮肤伤口通常不大，但深部伤口较大，原因在于口腔内牙齿坚硬，撞击后牙

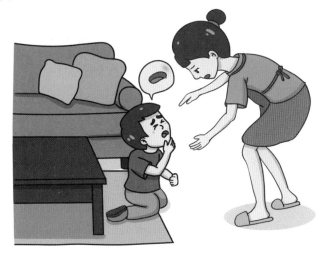

齿对口腔黏膜和肌肉层造成挫裂伤。口腔内的挫裂伤较隐蔽，容易被忽视，因此发生唇部外伤后建议到医院就诊。

▶ 唇部外伤的分类

唇部损伤相对面部其他外伤较少见，主要病因因社会环境因素而异，包括道路交通事故、人咬伤、动物咬伤、烧伤和电伤，以及人际暴力等。主要的外伤类型包括以

下几个。

（1）**擦伤**：擦伤是由摩擦引起的表面伤口，因为经常涉及神经纤维的末端而有明显的疼痛，一般损伤浅表毛细血管，出血很少。

（2）**刺伤和咬伤**：刺伤和咬伤通常创面很小，但可以深入皮肤，造成深层细菌感染。

（3）**挫伤**：挫伤指皮下或黏膜下出血的组织破坏，通常不涉及表面组织的断裂。

（4）**裂伤**：裂伤是指伤处存在全层组织的断裂，可单独累及皮肤或黏膜层，也可累及肌肉等多层。切割形成的裂伤边缘整齐，撕裂或同时存在挫伤切缘不齐。

（5）**撕脱伤**：部分组织从唇部撕脱，完全离断或不完全离断。

（6）**闭合伤**：在罕见情况下，钝器造成唇部深层肌肉损伤，但皮肤、黏膜未破损，消肿后形成局部凹陷，活动时加重。

（7）**烧伤和电伤**：烧伤和电伤首要处理是脱离热源或电源，特殊的化学灼伤需要针对不同化学物对应处理，紧急到专科就诊。

▶ 唇部外伤后的处理方法

表皮擦伤通常很少留下瘢痕，如果受伤较深或发现异物和碎屑，需要彻底清洁伤口，在表皮愈合之前清除所有异物。唇部黏膜的磨损通常无须治疗即可愈合。

刺伤容易造成深层细菌感染，需要注意清洁并彻底清创该区域，进行破伤风预防。由于动物牙齿存在较多的细菌，可能包含厌氧菌，甚至狂犬病毒，唇部咬伤后通常不进行一期伤口闭合，需进行破伤风和狂犬病预防。

挫伤无表面组织断裂，早期冰敷和使用压力敷料进行干预，可以通过血管收缩和压力来帮助止血和预防肿胀。72 小时后可适当热敷。

唇裂伤的处理目标是恢复口轮匝肌连续性，尽可能保持口唇连贯，保持口裂大小，优化美学效果尽可能保持唇红边界对齐，保持人中嵴和唇弓的外观对称。唇裂伤的手术治疗有 4 个主要步骤，适用于表面撕裂伤、涉及唇红缘的撕裂伤和贯穿唇部的撕裂伤。① 清洁，唇裂伤可能被外来的或口腔中的污垢、碎屑和多种生物污染，需要用生理盐水去除水溶性物质并冲洗掉颗粒物；② 清创，去除挫伤和失活组织，线性闭合不规则组织块，预防性使用抗生素；③ 止血，在唇裂伤中可能遇到的最大血管是唇动脉，直径约 1 毫米。如出现唇动脉断裂需结扎或电凝止血；④ 闭合伤口，累及唇红边界的裂伤则首先使用固定缝合线对齐唇红边界结构，然后从内向外分层闭合裂伤。唇红和口腔黏膜用可吸收线缝合，皮肤用不可吸收线缝合。仅涉及唇黏膜的表浅小型裂伤可能不需要闭合。大多数裂伤可以初期闭合，但在严重感染的情况下需要延迟闭合，并定期更换伤口敷料。尽量减少感染、血肿、瘢痕形成、神经损伤等并发症。

撕脱伤通常存在部分组织缺失，小的缺陷可以直接缝合修复，而中等缺损需要局部皮瓣修复，组织较大程度缺损的情况下则需要进行游离组织转移。

小明的伤口类型属于挫裂伤，因此医生为小明进行了清创缝合。

▶ 唇部外伤修复后的护理要点

唇部外伤辅助治疗和伤口护理的注意事项包括：① 使用抗生素预防感染；② 术后唇部容易肿胀，受伤早期可以局部冰敷；③ 清淡饮食，避免食用辛辣刺激、坚硬、过烫的食物；④ 减少唇部活动，控制表情和唇部动作，避免伤口过度牵扯，避免夸张表情和使用吸管；⑤ 进食后漱口，成年人使用漱口水，幼儿可以使用生理盐水或凉开水漱口。

唇部皮肤的擦伤或挫伤，受伤处有表皮损伤，通常会形成痂皮，护理时要注意防晒，白天避免食用光感强的食物，可多食用维生素 C 丰富的食物，避免形成明显的色素沉着。

▶ 唇部外伤后形成的瘢痕，如何防治

唇部外伤性伤口与手术切口不同，无法人为控制撕裂伤口的形状和方向，那么，垂直于静止皮肤张力线的撕裂伤往往会变宽并形成不太美观的瘢痕。此外，唇部是活动部位，进食、说话、面部表情的表达都涉及唇部。因而唇部外伤后，易于形成增生

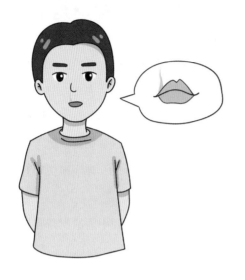

性瘢痕，术后需要加强防治。

　　唇部皮肤外伤后可从以下几方面预防瘢痕增生：① 及时进行清创缝合处理，尽量清除创口内异物及坏死组织，闭合死腔，缝合前将裂缘组织修剪整齐；② 护理伤口，避免感染；③ 减少唇部活动，减轻伤口应力；④ 饮食护理，避免辛辣刺激性食物；⑤ 外用减张胶布，垂直伤口方向粘贴胶布可以最大程度减少伤口应力，使用时间持续 3～6 个月；⑥ 缝线拆除后，伤口尽早使用硅酮类凝胶预防瘢痕增生；⑦ 伤口增殖早期，约伤后 1 个月可应用去红激光治疗预防瘢痕增生；⑧ 伤口增殖早期如出现瘢痕手术牵拉局部组织形变，可外用洋葱提取物、积雪苷提取物等乳膏，局部按摩，缓解瘢痕挛缩；⑨ 如瘢痕进入增殖期，可进行皮质类固醇类药物瘢痕内注射，减缓瘢痕增殖。

▶ 唇部外伤后嘴唇变厚了是怎么回事

　　小明唇部受伤后，嘴唇肿起来了，2 周后肿胀逐渐消退。但是唇缘裂伤伤处的肿胀并没有消退，甚至比之前更明显了，看起来受伤位置的嘴唇变厚了。即便 1 年后变厚的位置仍像一个鼓包，并且微笑时尤其明显。小明妈妈很疑惑，这是怎么回事？唇缘黏膜破损后容易形成局部组织增生的原因如下：① 唇部组织疏松，外伤后组织液容易储留，形成肿胀，恢复过程中，部分组织纤维化形成局部组织增厚，不能完全消退；② 裂伤清创缝合时，组织对合的不佳，唇缘是组织游离边缘，组织的错位会形成明显的不平整外观；③ 局部的瘢痕对唇缘组织有一定的限制作用，同时对唇缘组织的淋巴回流有影响，造成唇缘组织增厚；④ 撕脱伤的伤口常常是类环形的，环形瘢痕收缩可引起环内的组织收缩形成局部隆起。

▶ 唇部外伤后的再次修复手术时机

唇部外伤后如出现功能障碍，应尽早就医，及时进行治疗。口唇部承担语言、进食等功能，如出现口裂闭合不全、张口受限、下唇外翻、鼻底闭锁等功能障碍应尽早就医，解决功能问题优先。

较小型的唇部外伤，可以等到伤后 6 个月，瘢痕成熟软化后再行整形修复手术。此时手术的优势在于，组织形变已稳定，瘢痕已成熟，避免加剧瘢痕增生的风险。更为重要的是唇部组织局限，可以利用部分成熟的瘢痕瓣来弥补缺损组织的不足，改善形变的效果。尤其是皮肤瘢痕挛缩引起的红唇组织移位以及鼻底蹼状瘢痕，这类畸形是由于组织缺损造成，因此在修复时应尽量少去除组织。伤后 6 个月左右，瘢痕成熟是修复的最佳时机。

▶ 手术修复外伤后是否会再次发生组织增生

唇部外伤患者就诊时，特别关心的问题之一是，手术修复外观后，手术造成的伤口是否会再次引发组织增生、瘢痕挛缩等。根据既往的治疗经验，修复手术后再次发生局部组织增生的概率很低。其一，手术切口较外伤造成的局部组织损伤小；其二，修复手术后患者通常可以得到整形外科专业医生的指导进行伤口护理，避免了组织再次增生。

（周　佳）

拯救儿童失眼后的
面部不对称

有些儿童在幼年时因为外伤或疾病被迫摘除眼球，眼球作为一个重要器官，对患儿面部生长发育起着重要影响，如没能及时得到科学处理，在他们成年后，面部可能会出现畸形不对称等情况，给患者的正常生活带来影响。

▶ 眼球摘除，失去的可能不仅仅是眼球

在儿童时期，眼球摘除后，面部畸形是如何发生的，我们又可以做些什么来尽量降低眼部和面部畸形的发生，让小患者在成年后获得相对正常的外观呢？

眼球摘除所带来的对外观的直接影响，就是眼球摘除综合征，主要表现为失去眼球后患者产生眼窝凹陷、上睑板沟加深、上睑下垂、下睑松弛及移位等多种问题。对于幼龄儿童，眼球的体积在出生后的前几年迅速扩大，在青春期方能达到成年人的体积。眼眶骨的发育同样是在早期，尤其是 3 岁前最为迅速。一旦失去眼球，眼眶将会出现发育迟滞、萎缩。

眼眶骨的发育迟滞的影响并不局限于眼部，还涉及颜面部的整体发育，最后导致失眼的一侧面部发育畸形，严重

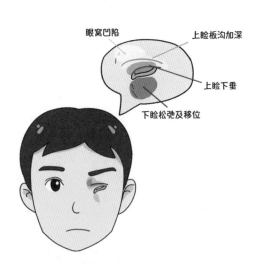

儿童时期摘除眼球后眶周发育不良

不对称。失去眼球的时间越早，对发育的影响更大，畸形也会更明显。

▶ 儿童时期摘除眼球后，我们可以做些什么

虽然都是失眼发生的发育畸形，但畸形的程度受多种因素综合影响，由于患儿的术后维护状态和治疗方式不同，轻重程度也不同。针对不同的病情，要采取个性化的治疗方案。

1. 眼球摘除后支撑物的植入很重要

因为肿瘤、严重的外伤，在儿童时期不得不接受单侧眼球摘除的情况下，需要在医生的指导下在结膜囊内植入大小合适的支撑物（如义眼片）至关重要。另外，并需要每 3～6 个月更换更大的义眼片，对于眼眶内的组织进行刺激，减轻眶周的发育畸形。

2. 永久性的眼座何时植入最合适

在眼眶发育还没稳定前，过早植入眼座其实并不是一件好事，特别对于因为肿瘤摘除的患儿，眼座的植入不利于肿瘤病情的随访。另外，在眼眶发育过程中，眼座会造成眼眶内组织的紊乱，反而会导致眶内软组织的萎缩。动态随访眼眶发育情况，一般情况下，当 8 岁左右时，眼眶发育到相对稳定的阶段，可以考虑植入眼座。

3. 发现眼眶发育不对称怎么办

如果发现患侧的眼眶发育落后于对侧，特别对于严重的无眼球的患儿，应该尽早在眼眶内植入足够大的可替换的填充物，并定期随访，每间隔半年到 1 年更换更大的填充物，进一步刺激眼眶的发育。

▶ 眼眶畸形后的面部不对称，成年后还可以改善吗

来就医的患者往往已畸形多年，甚至成年了。这种不对称还能改善吗？答案是肯定的。

为了尽量减少对眼眶发育造成的不良影响，除了术后需要及时干预，比如定期更换植入物和佩戴义眼片等这些常规的预防措施之外，还可以通过整形修复一定程度上

改善面部严重失衡、畸形的外观。

通过专业检查设计、手术治疗，对骨骼、软组织等进行修复，经过系统性治疗，我们帮助一个又一个遭遇不幸失眼的患者，在最大程度上恢复面部和眼眶的轮廓，改善萎缩的组织体积，达到基本对称的眼眶和面部外观，为他们享受正常生活多添一份信心！

（赵彬帆　孙晓明）

鼻子被撞歪怎么办

　　由于人类的鼻部相较于整个面部较为突出，所以很容易受到外力撞击导致损伤，不同程度、角度的受力，所造成的损伤程度是不同的，常见的损伤有重物的碰撞、拳打、脚踢或棍棒等的钝性打击；锐利器械引起的切伤、刺伤、裂伤；直接暴力如撞击伤、运动时外伤、跌伤、鼻部直接着地；道路交通事故或工伤事故等。病情轻微时仅出现局部疼痛、出血、鼻阻塞、局部肿胀、挫伤、鼻下瘀血、按压痛等，较为严重的患者会出现软骨脱位、鼻骨骨折、弯曲等情况。鼻骨骨折、鼻窦骨折等主要的临床表现有疼痛、肿胀、出血、鼻塞、嗅觉减退、鼻部畸形等。

▶ 鼻子歪了，鼻部畸形

　　鼻部畸形也就是常说的鼻子歪了，可能会出现不同的表现形式，如鼻梁歪斜、下陷、变宽等，不过，数小时后常因软组织的肿胀，畸形反而不再明显，消肿后畸形则又会出现。需要注意的是，鼻部受伤后，部分患者可因鼻中隔供血不足而使鼻中隔软骨坏死，因而形成鼻中隔穿孔或鼻梁塌陷。更为严重的是，损伤累及

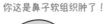

都过去几个小时了，我的鼻子已经不歪了。

你这是鼻子软组织肿了！

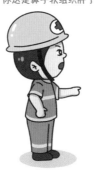

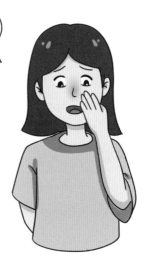

筛骨筛状板及撕裂脑膜，可引起脑脊液鼻漏，主要表现为鼻腔间断或持续流出清亮、水样液体。如果发生这种严重损伤，应及早到医院治疗，不建议自行处理。

▶ 鼻部畸形的诊疗

一旦出现鼻部歪斜后需要通过影像学检查、鼻腔检查确诊。影像学检查主要包括 X 线和 CT。X 线检查可以确定鼻部是否存在骨折，CT 检查主要用来了解鼻部组织的确切损伤情况。鼻腔检查可观察鼻腔内鼻黏膜是否有损伤、有无出血、鼻中隔有无偏曲及血肿。

鼻部属于呼吸道的一部分，一旦受伤首先要确保呼吸道通畅，注意监测生命体征，然后初步判断局部情况，进行简单的伤口处理，比如冰敷可减轻疼痛和肿胀；保持头部抬高有助于减轻肿胀；伴有皮肤损伤者需要常规使用破伤风抗毒素预防破伤风。此外，可以口服抗生素避免感染。对于刚发生的闭合性鼻骨骨折且伴有明显鼻部歪斜时，在充分检查和评估后，应立刻进行鼻部骨折复位术。如果受伤后鼻部已经出现明显肿胀，为不影响复位效果，可于外伤后 1 周左右，肿胀消退后进行复位手术，但一般不宜超过 2 周。超过 2 周由于骨痂的形成，会增加整复难度。对于伴发鼻中隔血肿的患者建议尽早手术清除，以避免发生软骨坏死和继发感染。如果鼻骨骨折没有及时治疗，则会形成畸形愈合，影响外观，并且有可能影响鼻腔通气、嗅觉功能等。实际上，多数伴有鼻骨骨折、鼻中隔损伤的患者，会出现影响鼻腔通气和引流的情况，最好同时行鼻骨骨折复位和鼻中隔偏曲矫正。

▶ 鼻部畸形的预防

一般地说，鼻外伤属于意外损伤，比较难预防，但可通过下列措施在一定程度上降低其发生风险。比如骑电动自行车或摩托车时佩戴头盔；乘汽车时注意系好安全带；家中有儿童的注意家庭环境，清理可能导致儿童跌倒的物品，减少儿童跌倒的可能；尽量避免与他人打架斗殴等。

（王守宝）

从无到有，重启鼻生

鼻位于面部的中心，是面部的重要器官，不仅在呼吸和嗅觉中发挥关键作
用，还对面部美观和表情有着重要影响。由于外伤、肿瘤切除或先天性畸形等
原因导致的鼻部缺损，不仅会影响患者的外观，还可能造成功能性障碍。鼻再
造术是整形外科最古老的术式之一，是一种复杂而精细的整形外科手术，旨在
重建鼻子的结构和功能，改善患者的生活质量。

▶ 鼻再造术的适应证

鼻再造术适用于因各种原因导致的鼻部缺损和畸形患者，主要包括以下几类。

（1）**外伤性鼻缺损**：车祸、运动事故、暴力伤害等外伤可能导致部分或全部外
鼻的缺失。外伤性鼻缺损是鼻再造术的常见适应证之一。

（2）**肿瘤切除后鼻缺损**：鼻部皮肤或软组织的恶性肿瘤（如基底细胞癌、鳞状
细胞癌）需要手术切除，有时会导致鼻部大面积缺损。再造术可以帮助患者恢复鼻子
的外观和功能。

（3）**先天性鼻畸形**：一些先天性疾病，如小鼻畸形，可能导致鼻部结构异常，
需要通过再造术进行矫正。

（4）**感染或其他疾病引起的鼻缺损**：严重感染（如鼻中隔脓肿）或自身免疫病
（如 Wegener 肉芽肿病）也可能导致鼻部缺损，需要通过再造术修复。

▶ 鼻再造术的方法

鼻再造术的方法多种多样，选择何种方法取决于缺损的类型、大小和部位，以及
患者的个体情况。

（1）小于3个鼻部亚单位的缺损：如小范围的鼻尖或鼻翼缺损，可选择利用鼻部周围的皮肤和软组织进行修复，如鼻唇沟皮瓣。

（2）超过3个鼻部亚单位的受损：一般认为如果有3个亚单位的缺损超过50%，即要行全鼻再造。全鼻再造就是要求对鼻形态结构进行重塑，应包括外鼻的外覆盖再造、鼻衬里再造、鼻支架的再造以及鼻功能的重建。

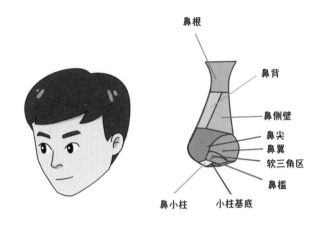

外覆盖：需要达到皮瓣较薄、质地色泽相近、位置毗邻的特点，其中额部皮瓣法和上臂皮管法为常见的全鼻再造法。

鼻衬里：鼻衬里是最困难的部分，再造鼻外形不佳的常见原因之一就是忽视了鼻腔衬里的修复。替代衬里的组织应具有丰富的血运以保证软骨支架移植后的存活，还必须柔软质薄、皮下组织少、组织顺应性好，从而便于塑形，不会阻塞气道且不破坏鼻外部的形态。鼻腔内残留组织不仅质薄且血供丰富，具有良好的柔韧性，是鼻再造术中修复衬里的首选材料。

鼻支架：鼻尖、鼻背、鼻翼、鼻小柱是鼻再造必须放置支架的部位，没有骨性支架的支撑，再造鼻的外形会由于重力以及皮瓣愈合过程中的挛缩作用而改变，很少能恢复到原来的效果，这样就需要后期的多次修整以塑造满意的鼻形。对于鼻支架再造，更多采用自体肋软骨移植，也有其他来源如耳郭软骨、髂骨、颅骨外板等。

▶ 术前准备

鼻再造术是一项复杂的手术，术前准备至关重要。患者需要进行详细的身体检查和影像学检查，评估手术的可行性和风险。

（1）**详细病史和体检**：医生会详细了解患者的病史，包括外伤史、手术史和既往疾病情况。体检主要包括鼻部和面部的详细检查，评估缺损的范围和部位。

（2）**影像学检查**：CT扫描和MRI等影像学检查可以提供鼻部和面部结构的详细信息，帮助医生制订手术方案。

（3）**术前咨询**：医生会与患者进行详细的术前咨询，介绍手术的过程、风险和预期效果。患者需要充分了解手术的各个方面，做好心理预期。

▶ 术后护理

鼻再造术后的护理对手术的成功和恢复至关重要。术后护理主要包括伤口护理、药物治疗和复查随访。

（1）**伤口护理**：手术后需要保持伤口清洁干燥，防止感染。医生会给出详细的伤口护理指导，患者需要严格遵循。

（2）**药物治疗**：术后可能需要使用抗生素预防感染，止痛药缓解疼痛，以及其他药物促进伤口愈合。患者需要按医生的处方服药。

（3）**复查随访**：手术后需要定期复查，医生会根据恢复情况调整治疗方案。复查随访有助于及时发现和处理术后并发症。

▶ 鼻再造术的术后效果与心理影响

（1）**外观改善与自信重建**：修复鼻部外形缺陷，帮助患者重新获得自信和社交能力。

（2）**功能改善与生活质量提升**：重建正常的鼻部结构能够改善呼吸功能，提升生活质量和日常功能。

▶ 鼻再造术的风险与考量

尽管鼻再造术有着显著的益处，但手术也伴随着一定的风险和限制。手术风险：包括感染、出血、移植物或假体排斥反应等；长期效果的不确定性：部分手术结果可能需要长期观察和调整。

　　鼻再造术不仅仅是整形外科的技术领域，更是医学与艺术的完美结合。通过现代化的技术手段和专业团队的协作，这项手术为许多患者带来了新的希望和机会。通过改善外观、恢复功能和重建自信，鼻再造术为患者打开了新的生活可能性，实现了医疗和美学的双重目标。

（陈筑昕　刘　凯）

儿童面部外伤后形成
动态凹陷怎么办

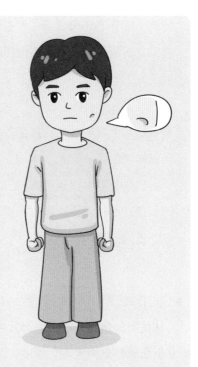

　　低龄儿童的运动协调性欠佳，在活动过程中容易被外周事物所吸引，在缺乏自我保护和安全意识的前提下容易受伤。其中，颜面部由于没有衣物遮挡和保护，在软组织损伤中发生率较高，且颜面部属于社交器官，社会对此类损伤恢复的关注度较高。面部软组织发生损伤后，由于受伤深度和范围不一，采取的处理方式不同，后期会留下宽窄不一、或凸或凹的瘢痕。家长往往担心面部瘢痕在儿童成长过程中影响其身心健康，留下遗憾。在面部瘢痕中，面部凹陷畸形较为特殊，多数由磕碰伤引起，受伤时表皮没有明显皮损，皮下软组织血管破裂、出血，伴或不伴脂肪、肌肉层断裂，后期在恢复过程中介于真皮层至肌肉层之间形成瘢痕，当肌肉收缩时牵拉瘢痕形成表情凹陷。

　　我们从整复外科接诊的患者人群中，总结面部凹陷性瘢痕粘连的不同类型、常见发生的部位，结合患者生长发育的特性，需要干预的不同时期以及常见的干预措施，为社会大众从预防、治疗的角度提供一些参考建议。

　　面部瘢痕动态凹陷根据是否有外科缝合分为皮下瘢痕动态凹陷、合并表皮缝合瘢痕的动态凹陷。前者更为多见，损伤表现为表皮未破损，或轻微擦伤，皮下软组织出血、肿胀、颜色瘀青，家属早期自觉未有明显皮损，损伤程度不大，故重视程度不够，认为瘀青可逐步消退，干预措施仅为热敷，或不干预。但因为个体情况差异，有些损伤经过了软组织皮下出血吸收最佳时期15～20天后，逐步形成皮下瘢痕，颜面部动态表情时因软组织收缩牵拉瘢痕形成动态凹陷。部分患儿因创面过大或污染创面需急诊清创缝合，故拆线后的瘢痕合并皮下软组织损伤，加重表情凹陷。当发生这种情况时，患儿家属在不清楚损伤的恢复过程以及瘢痕发展规律的前提下都会比较焦虑，担心面部表情不对称，影响发育。其实，损伤包括后期形成的瘢痕都是有规律可循的，根据规律结合患者的实际就医条件选择合适的治疗方式，才能改善瘢痕，减轻凹陷，促进软组织的恢复。

　　损伤早期未得到正确积极的处理，易被忽视，家长发现存在动态表情凹陷时，往往已经1个月以后，皮下瘢痕已形成，故我们强调从早期入手，积极治疗，适当干预。

▶ 损伤早期的积极处理

　　从预防的角度，当头面部发生软组织损伤时，医院急诊排除骨关节、神经问题，如有创面根据创面大小、深度、是否感染施行清创缝合，遵循48小时以内间断冰敷减少皮下出血的原则，待48小时后行热作用促皮下循环，帮助血肿吸收。缝合创面遵循避免感染的原则，选择合适的冷、热源。

▶ 瘢痕形成早期（15～25天）

　　当损伤2周后，仍存在局部瘀青未散，可至医院通过医疗设备：光电手段如红外线、低能量激光（半导体激光、He-Ne激光）；超声波；冲击波等物理因子进行小剂量保守干预，进一步促进皮下循环，缩小瘢痕形成的范围。另外，还可以通过软组织按摩搭配活血促循环的药物，帮助皮下瘀青吸收。

软组织损伤早期的就医途径，可通过整形科、皮肤科、康复科门诊就医。

▶ 瘢痕形成的不稳定时期（25天以后至6个月）

当皮下瘢痕已形成，遵循瘢痕成熟的规律，经历早期增生到逐步稳定，这个过程多数需要半年，瘢痕增生一般表现为肿胀、瘙痒、疼痛、颜色暗紫，根据患者瘢痕所在的位置、深度和时期选择合适的治疗方式，当然，这个时期保守治疗仍可继续进行，改善瘢痕增生带来的不适以及瘢痕粘连所致软组织的凹陷程度，同时也可视瘢痕稳定的程度，根据凹陷粘连的范围以及患者的诉求施行外科微创下皮下瘢痕内松解、填充的治疗。

针对表皮瘢痕，如缝合拆线后形成的瘢痕可选择激光干预，配合抗瘢痕药物及减张治疗预防表皮瘢痕增生，减少瘢痕拉宽。常规抗瘢痕治疗和减张治疗手段建议持续使用3～6个月，视瘢痕所在部位和形态而定。

这个时期饮食及内分泌是影响瘢痕稳定的干扰因素，故治疗期间建议患者规律作息，避免昼伏夜出；同时饮食忌辛辣刺激、甜腻食物。

▶ 瘢痕逐步稳定期（6个月至2年）

当瘢痕经过前期的干预，逐步进入稳定期，其颜色、肿胀程度均得到大幅度改善，如患者及其家属对凹陷仍有治疗需求，可视瘢痕凹陷程度选择外科微创治疗手段，如皮下瘢痕内分离、局部填充等，具体咨询整形外科门诊。

▶ 儿童面部动态凹陷的治疗原则

在充分考虑幼儿生长发育特性的前提下，制订合理的治疗目标，静态凹陷不明显，动态表情时凹陷大部分改善。保守治疗先行，在无明显创伤的前提下改善凹陷的程度，促进软组织恢复。

儿童与成年人瘢痕治疗的不同点在于，儿童的生长发育会为软组织损伤，乃至瘢痕带来一定的自我修复空间,故面部瘢痕随着颅骨发育,软组织也会得到进一步牵伸,改善动态凹陷。

(李　馨)

可以手术后无瘢痕吗

面部缝合艺术：让伤痕变得美丽

摆脱色脱性瘢痕的阴影

准妈妈的心灵阴霾：克服剖宫产后增生性瘢痕的困扰

烧伤瘢痕的消退与重塑

……

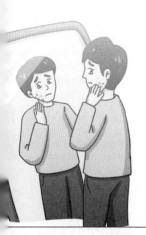

瘢痕体质的手术风险

▶ 什么是瘢痕

要知道什么是瘢痕体质，首先要学习一下什么是瘢痕。

（1）**正常瘢痕**：正常瘢痕是在伤口或创面自然愈合过程中的一种正常的、必然的生理反应，也是创伤愈合过程的必然结果。瘢痕在术后早期出现色红、质地偏硬也属于正常现象，一般从术后 1 个月开始，2～3 个月内瘢痕增生明显，半年后逐渐变平整，这个过程常要持续 1 年。

（2）**病理性瘢痕**：病理性瘢痕是指在伤口愈合过程中，各种原因导致的胶原的合成与降解之间的平衡被破坏，常见的病理性瘢痕有增生性瘢痕和瘢痕疙瘩。

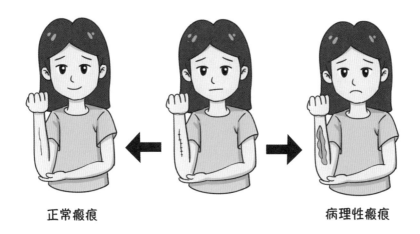

正常瘢痕　　　　　　　　　　　　　　　　病理性瘢痕

▶ 什么是瘢痕体质

很多人都主观认为自己是瘢痕体质，以为被蚊子咬了留下色沉就是瘢痕体质了。但其实瘢痕体质的人在人群中的比例极小，其表现为伤口愈合后，形成明显的病理性瘢痕（瘢痕呈持续性增大、色红、质硬，突出于皮面，而且局部疼痛、瘙痒明显），好发部位多为前胸、肩胛、耳垂等部位。

简单概括，瘢痕体质的表现为无论外伤严重与否，都会长出病理性瘢痕。

▶ 如何判读瘢痕体质

目前医学中也没有绝对科学的依据来诊断，只能通过医生对瘢痕的观察和了解来判断。以下有几个比较常用的判断依据，也就是说，如果下面几个条件中你中了不少的话，平时就要多加小心了！

1）家族中有瘢痕体质者（临床研究显示，瘢痕体质有一定的遗传倾向）。

2）肤色较深，且皮肤分泌很旺盛。

3）既往外伤后留有明显高出皮肤呈结节状或瘤样生长的病理性瘢痕。

4）外伤位置为前胸上中部、肩、上臂等皮肤张力较高部位或耳垂。

5）瘢痕的发展异常急速，且伴明显痛、痒等症状。

▶ 瘢痕体质的手术风险及预防

瘢痕体质的患者比常人在术后更容易受到瘢痕增生的困扰，因此医生在治疗这类患者时，应谨慎选择治疗方式，决定是否有必要进行手术。对于瘢痕体质较严重的患者，如果采取手术会刺激成纤维细胞，从而使瘢痕反复增生。

当然，瘢痕体质的患者术后也并不是一定会出现病理性瘢痕，做好病理性瘢痕的预防工作也很重要，如避免术区的感染，减少缝合的张力，应用瘢痕贴、抗瘢痕药物及减张器等，必要时术后辅以放疗、激光及瘢痕针注射等治疗方式抑制瘢痕增生的治疗。

（涂力英　骆申英　夏文政）

可以手术后无瘢痕吗

常常有患者问"这个手术后会留疤吗？""手术后可以没有瘢痕吗？""瘢痕该怎么去掉啊？"，手术后遗留的瘢痕问题是众多患者关心和担忧的问题。那么，手术后可以没有瘢痕吗？

▶ 手术后可以无瘢痕吗

我们需要明白，技术再好的裁缝，拼接两块布，也是会有接缝的。同样的道理，技术再好的医生，手术缝合后也是会有痕迹的。只不过有些痕迹不明显，几乎可以接近正常，这样大多数患者就能接受了。而对于部分瘢痕体质的患者而言，即便手术做得很成功，一旦出现瘢痕增生或者瘢痕疙瘩，那就十分遗憾，需要后期采取专门针对瘢痕增生与瘢痕疙瘩的综合治疗。相反，以下几种情况瘢痕不明显：① 人体的黏膜组织愈合能力很快，在这种部位的切口愈合后瘢痕不太明显；② 特殊部位比如口腔鼻腔内、耳后、毛发内、眼袋内切口等瘢痕隐蔽察觉不到；③ 顺延皮肤纹路的细条形瘢痕类似皮肤的细纹，令人感觉

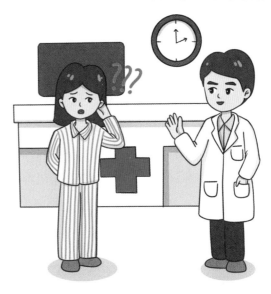

手术后是否会留下瘢痕？

瘢痕该如何去除？

似乎无瘢痕，只不过像多了一道浅浅的皱纹而已。因此，手术后可以无瘢痕吗？相信大家都能理解了。

那么，接下来我们再来讲讲如何让瘢痕最小化。

▶ 如何让瘢痕最小化

1. 术前术中处理

1）与手术部位、创伤大小、形态等有一定的关系。比如，靠近颈部、活动部位瘢痕增生的概率会增高；切除肿物体积较大，缺损区越大，张力相对越大。此外，一些不规则的肿物切除后需要相应延长切口以消除"猫耳朵"等。

2）术中，有经验的整形外科医师会依据需要手术的部位、形态等，结合皮纹方向、特殊位置等综合考虑，从而设计相应的手术切口，或者采用局部皮瓣方式等个性化手术方案，目的都是保全手术效果的前提下，尽可能地同时保证术后美观。

3）术中的减张缝合技术也是减少术后瘢痕扩张必不可少的。

4）选择合适的手术美容缝线也可以减少针眼瘢痕。

2. 术后护理

1）术后护理十分重要。手术后直至拆线的时间段内，应仔细清洗伤口，若有分泌物、血痂等，及时清理干净，有助于伤口恢复，也可一定程度地预防瘢痕。

2）避免辛辣刺激饮食、烟酒等，可以适当吃些含优质蛋白质的食物。

3）减少手术部位的活动，比如，唇部周围的手术，可以吃些流质或者半流质食物，减少唇部咀嚼运动，减少大笑、面部表情等也是可以减缓手术区的活动。

4）避免手术区日晒，可以减少色素沉着等发生概率。

5）线型手术缝合可以辅助减张吻合器、减张胶布等减缓张力作用，从而减少瘢痕增宽，这在多项国内外研究中已经得到证实。

3. 后期修复

后期能不能修复？后期需不需要修复？什么时候修复？能修复到哪种程度？这些问题是很多患者关心的。

　　一般地说，半年至 1 年稳定后，可以根据情况判断需不需要修复。首先是患者自身的意愿，想不想再次手术；其次是医生的判断，能不能修复、选择手术抑或激光等哪种修复方式以及预期的结果。通过医患双方共同沟通与交流，决定是否可以接受后期的修复手术。

　　最后，希望每一位患者坦然接受术后瘢痕，这是人体组织自然愈合过程中正常、必然的生理现象。我们能做的是，在医患双方共同努力下，将瘢痕最小化，即便不能无瘢痕，也要尽量无限地接近。

（陈　霞）

面部缝合艺术：让伤痕变得美丽

在我们的日常生活中，面部受伤是一种常见的情况。无论是孩子在玩耍时不慎跌倒，还是成年人在运动或事故中受伤，这些意外往往会留下可见的伤痕。当面对这些伤痕时，许多人都希望能够通过医疗手段恢复面部的原貌，甚至更加美丽。

作为专科医生，深知面部受伤修复的重要性和复杂性。在整形外科领域，我们不仅仅是在治疗伤口，更是在艺术上修复容颜，让每一位患者都能够重新获得自信和美丽。

▶ 面部受伤的常见情况与应对策略

面部受伤的类型多种多样，从简单的擦伤和割伤到复杂的撕裂伤和骨折，每一种情况都需要针对性的治疗和修复。比如，小孩子在玩耍时不慎撞伤额头，留下了深深的伤口；或者成年人在健身时摔倒，导致面部皮肤和软组织严重受损。这些伤口不仅影响外观，还可能影响功能，比如表情的自然性和皮肤的张力。

▶ 美容缝合的艺术与技术

在整形外科的治疗中，美容缝合是一门复杂而又精细的艺术。就像是一位精湛的织工在修复一块受损的织物，医生需要通过精准的操作和专业的技术，确保伤口能够尽快愈合，并且减少留下明显瘢痕的可能性。使用特殊的缝合线和技术，医生能够有效地修复各种复杂的面部伤口，让患者在术后看起来尽可能的自然美观。

▶ 缝合背后的科学原理

面部皮肤的修复不仅仅是简单的手术操作，而是融合了生物学、医学和艺术的结合体。比如，当医生使用缝合针穿过皮肤时，他们需要像织布工一样精确地操作，以保证每一针的深度和张力都恰到好处，从而最大限度地减少术后的瘢痕。这种精准和技术要求，就像是雕塑家在雕刻中对每一处细节的关注一样。

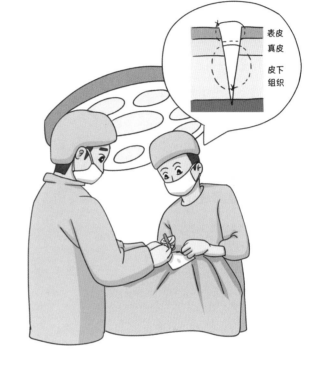

表皮
真皮
皮下组织

▶ 最新技术与治疗选择

随着科技的进步，整形外科的技术也在不断更新。例如，引入了激光技术和微创手术技术，使得面部受伤修复更加精准和安全。激光技术能够帮助医生在瘢痕愈合的过程中更精细地控制热量和深度，从而减少瘢痕的增生和色素的沉着，降低术后瘢痕的形成，最大限度的改善创面的外观和功能。

▶ 面部受伤修复的心理影响

除了技术层面的考量，面部受伤修复还涉及患者的心理健康。面容是我们社交和自我认同的重要组成部分，因此即使是小小的伤痕，也可能对个体的自信和社会互动产生深远影响。整形外科医生在治疗过程中，不仅仅关注外部的修复，还重视患者的心理支持和调整，帮助他们从心理上更快地接受和适应术后的变化。

▶ 美容缝合的艺术与科学

总体而言，面部受伤的修复是整形外科医生的责任和使命。通过高超的技术和精细的操作，我们能够帮助患者从意外伤害中走出阴影，重新焕发自信和美丽。面部缝合不仅仅是一种技术，更是一门医学的艺术，它让我们见证了医疗科技在恢复人类容貌方面的不断进步和奇迹。

通过以上介绍，希望能够让更多人了解面部受伤修复背后的复杂与精妙，同时也增加大众对整形外科医学的理解和尊重。在面对面部受伤时，及时寻求专业的整形外科医生进行美容缝合，将能够有效地减少伤害并促进术后的良好恢复效果。

（房　圆）

瘢痕疙瘩可以手术吗

身体表面长出来的红色肿块就是瘢痕疙瘩吗？瘢痕疙瘩能手术去除吗？瘢痕疙瘩手术后肯定会复发吗？手术后复发会越来越大，没办法控制吗？针对瘢痕疙瘩手术治疗的各种疑问，下面我们做出相应的分析和解答。

▶ 什么是瘢痕疙瘩

瘢痕疙瘩（keloid）是一种由于皮肤受损后，瘢痕组织异常增生而形成的病变。它不仅影响外观，还可能引起疼痛和瘙痒等不适症状。本文将介绍瘢痕疙瘩的病因、特点、临床症状、预防措施和治疗方法。

▶ 病因介绍

瘢痕疙瘩的确切病因尚未完全明了，但研究表明，它可能与以下因素有关。

（1）**感染和炎症**：伤口感染或持续的炎症反应也可能促进瘢痕疙瘩的形成。

（2）**皮肤类型**：深色皮肤的人群，如非洲裔和亚裔，更容易出现瘢痕疙瘩。

（3）**皮肤损伤**：任何形式的皮肤损伤，包括手术切口、烧伤、痤疮、打耳洞、文身等。

（4）**遗传因素**：瘢痕疙瘩具有遗传倾向，家族中有瘢痕疙瘩病史的人更容易患病。

（5）**激素水平**：一些研究表明，瘢痕疙瘩与激素水平波动有关，如青春期和妊娠期。

▶ 疾病特点

瘢痕疙瘩的主要特点包括以下几个。

（1）**外观**：瘢痕疙瘩通常呈现为粉红色、红色或深褐色，表面光滑，边缘不规

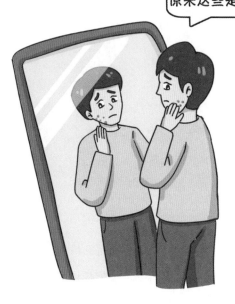

则，明显高于周围正常皮肤。

（2）**生长模式**：瘢痕疙瘩可以持续生长，甚至超过原来的伤口边界，向周围扩展。

（3）**临床表现**：伴有瘙痒或疼痛，完全无症状的少见。瘢痕疙瘩可以是单发的，也可以是局部多发，甚至全身广泛多发。局部多发比较常见，比如痤疮后双下颌瘢痕疙瘩。

（4）**癌变**：病程较长的瘢痕疙瘩后期容易发生感染、化脓，特别是未经过正规治疗的情况下，反复感染刺激后瘢痕疙瘩有发生恶变的可能性，发展成瘢痕癌，但是发生率比较低。

（5）**分型**：按外观可分为两种。以明显充血伴有痛痒症状为主要临床特征的炎症型，多见于青春期，体内激素水平高，皮脂腺分泌功能旺盛或者免疫功能紊乱的情况。以不显著的充血而是明显隆起的块状肿物为临床特征的肿瘤型，蒂部较瘤体小，瘢痕和正常皮肤的分界线比较明显，无明显的边缘浸润。

▶ **治疗措施**

针对瘢痕疙瘩的治疗方法多种多样，根据瘢痕患者的具体情况选择合适的治疗方案。

（1）**局部注射**：类固醇注射是治疗瘢痕疙瘩的常用方法，可以减少瘢痕组织的增生，缓解瘙痒和疼痛。

（2）**手术切除**：通过手术切除瘢痕疙瘩，但手术本身可能引发新的瘢痕疙瘩。因此，手术后通常需要配合其他治疗方法，如放射治疗或压力疗法。

（3）**激光治疗**：激光可以减少瘢痕的颜色和厚度，改善外观。常用的激光包括脉冲染料激光和二氧化碳激光。

（4）**放射治疗**：放射治疗是一种预防复发的方式，而不是治疗方式，通常在手术切除或者激光治疗后进行，可以有效减少复发风险。常用的方法包括外照射放疗和近距离放疗。

（5）**冷冻疗法**：使用液氮冷冻瘢痕疙瘩，使其萎缩。此方法常与类固醇注射联合使用。

（6）**药物治疗**：使用抗炎药物、抗过敏药物等，可以减轻症状，抑制瘢痕组织的增生。

▶ 什么样的瘢痕疙瘩可以选择手术呢

根据《中国瘢痕疙瘩临床治疗推荐指南》中的描述，瘢痕疙瘩手术指征选择推荐如下。

1）感染性的瘢痕疙瘩尽量手术治疗。瘢痕疙瘩一旦发生过感染化脓，很容易反复发作，瘢痕内的窦道常是四通八达，很难清除干净，特别是短期内反复发作而迁移不愈的，会增加瘢痕疙瘩恶变的可能性。

2）16周岁以上的可以接受放射治疗的患者选择手术治疗。由于瘢痕疙瘩复发概率高的特点，目前最有效的预防复发的措施还是放射治疗，所以局部放射线在16岁以下儿童的使用安全性还需要进一步的讨论和验证。

3）耳朵部位的瘢痕疙瘩首选手术治疗。耳部的瘢痕疙瘩绝大部分都是肿瘤型，适合手术治疗。

4）肿瘤型瘢痕疙瘩，就是外观上更像"蘑菇"形状的瘢痕疙瘩，首选手术治疗。

鉴于目前瘢痕疙瘩手术结合综合治疗措施的进步，部分瘢痕疙瘩手术后可以达到美观的效果，特别是面部和上胸部，所以外观要求高的患者也可以选择手术治疗。

▶ 瘢痕疙瘩的手术方式有哪些

目前瘢痕疙瘩的手术方式很多，包括直接切除缝合、瘢痕疙瘩内核切除、切除后植皮手术、扩张皮瓣手术、瘢痕皮回植手术、环钻手术等，由于瘢痕疙瘩容易复发的特性，建议首选最简单的手术方式，尽量不产生新的瘢痕。

（1）**直接切除缝合**：适合局部张力不是很大的瘢痕疙瘩，可以直接拉拢周边正常皮肤做超减张缝合，不需要辅助手术切口，不会产生新的瘢痕。

（2）**瘢痕疙瘩内核切除**：针对局部张力比较大，边缘比较平坦的瘢痕疙瘩或者耳部的瘢痕疙瘩，是一种很好的缩容的方式，不会产生新的瘢痕，但是会有部分瘢痕皮肤的残留。

（3）**切除后植皮手术**：瘢痕疙瘩面积巨大可以考虑植皮手术，但是供皮区会有新的瘢痕产生，甚至发展新的瘢痕疙瘩。

（4）**扩张皮瓣手术**：瘢痕疙瘩面积比较大的可以局部埋置扩张器，进行皮瓣扩张后，用来修复瘢痕疙瘩切除后的创面，不会产生新的瘢痕。但是扩张周期比较长，需要几个月的时间，所以发生瘢痕疙瘩感染的风险增高。

（5）**瘢痕皮回植手术**：对于瘢痕疙瘩面积比较大，需要植皮的患者，利用切除的瘢痕疙瘩的表皮进行植皮，封闭创面，不会产生新的瘢痕。

（6）**环钻手术**：在瘢痕疙瘩上进行打孔式切除，达到缩容的目的。

▶ 瘢痕疙瘩手术后会复发吗，如何预防

瘢痕疙瘩是一类极易复发的病理性瘢痕，所以手术后需要采取多种措施综合治疗预防复发。其中最重要的就是放射治疗，其他还包括激素注射、激光早期干预治疗、局部减张措施等。

（1）**放射治疗（放疗）**：放疗是目前最重要的预防瘢痕疙瘩手术后复发的措施，包括电子线、浅层X线、同位素敷贴等。直线加速器产生的电子线是首选的放疗措施，在安全性和疗效上是最优的。瘢痕疙瘩的电子线照射不同于恶性肿瘤的电子线照射，是局部的小剂量治疗，更不是化疗，所以不会产生骨髓抑制、脱发、恶心、呕吐等全身的不

良反应，而照射的局部皮肤有可能出现短暂的红肿、湿疹等放射性皮炎症状。浅层 X 线目前常用的 SRT100，也有比较好的治疗效果，但往往局部反应较大，组织内能量衰退缓慢，对深层组织有一定的射线损伤。同位素敷贴疗效比前面两种措施效果差，而且治疗局部的放射性皮炎发生率高，恢复时间长，甚至无法恢复。

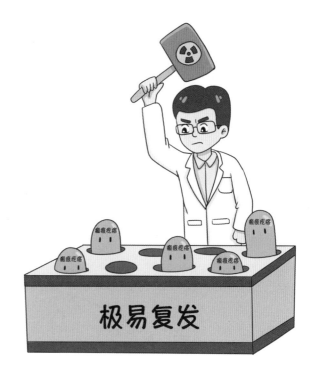

（2）**激素治疗**：针对手术后局部复发的早期，可以进行激素注射，促进瘢痕组织萎缩，抑制增生。

（3）**激光治疗**：利用激光封闭病灶的血管增生，从而达到预防瘢痕复发的目的。

（4）**其他**：包括口服药物（积雪苷片）、局部外用减张措施，还可以通过饮食和生活习惯的调整来改善瘢痕体质，控制炎症反应。

虽然瘢痕疙瘩容易复发，但是手术是最重要和最常用的治疗手段，手术并不可怕，手术后复发也可以控制，只要采用适合的正规的综合治疗，绝大多数患者都能达到预期的治疗效果，瘢痕疙瘩是可以治愈的疾病。

瘢痕疙瘩是一种复杂的皮肤病变，其形成与多种因素有关。了解其病因、特点和症状，采取有效的预防措施，并根据具体情况选择合适的治疗方法，可以最大限度地减轻瘢痕疙瘩对患者生活的影响。对于易患瘢痕疙瘩的人群，应特别注意预防和早期干预，以减少瘢痕疙瘩的发生和发展。

（高　振　夏玲玲　陈宗安）

摆脱色脱性瘢痕的阴影

色脱性瘢痕，也称为色素减退性瘢痕，是一种皮肤损伤后遗留下来的色素缺失现象。这种瘢痕通常表现为皮肤表面出现比周围皮肤颜色更浅的区域。色脱性瘢痕的形成是由于皮肤中的黑色素细胞受损或被破坏，导致该区域无法产生正常的色素。

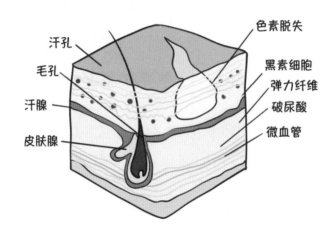

汗孔　毛孔　汗腺　皮肤腺

色素脱失　黑素细胞　弹力纤维　破尿酸　微血管

▶ 形成机制

色脱性瘢痕的形成机制涉及多种复杂的生物过程，包括以下几个。

（1）**黑色素细胞受损**：皮肤受到创伤或炎症时，黑色素细胞（产生黑色素的细胞）可能受损或被破坏。黑色素是决定皮肤颜色的主要因素，当黑色素细胞受损后，受损区域无法产生足够的黑色素，导致色素缺失。

（2）**黑色素转运障碍**：即使黑色素细胞没有完全被破坏，创伤或炎症也可能影响黑色素从黑色素细胞向角质形成细胞（皮肤表皮细胞）转运的过程。这种转运障碍会导致黑色素无法均匀分布在皮肤表面，形成色脱性瘢痕。

（3）**炎症反应**：皮肤的炎症反应会释放多种细胞因子和化学介质，这些物质可能破坏黑色素细胞或抑制其功能，从而导致色素缺失。

（4）**局部血流减少**：创伤后局部血流的减少可能导致营养供应不足，影响黑色素细胞的存活和功能。

▶ 治疗方法

色脱性瘢痕的治疗方法多种多样，因人而异。以下是一些常见的治疗方法。

1. 局部药物治疗

（1）**类固醇药膏**：类固醇药膏可减轻皮肤炎症，促进色素细胞恢复，但需在医生指导下使用，避免长期使用导致不良反应。

（2）**维生素 D_3 类药物**：例如卡泊三醇，这类药物可以帮助调节皮肤色素，促进色素细胞功能恢复。

（3）**他克莫司软膏**：这种免疫调节剂可用于减少炎症，促进黑色素细胞的恢复。

2. 光疗

（1）**紫外线治疗（UVB）**：中波紫外线治疗（UVB）可以刺激色素细胞的活性，促进色素生成，通常用于治疗白癜风和色素减退性疾病。

（2）**准分子激光（excimer laser）**：准分子激光是一种针对性较强的光疗法，可以有效治疗局部色素的缺失。

3. 手术治疗

（1）**皮肤移植**：对于严重的色脱性瘢痕，可以考虑自体皮肤移植，将健康皮肤移植到瘢痕区域。

（2）**色素细胞移植**：将患者自身的黑色素细胞移植到色脱性瘢痕处，促进色素恢复。这种方法需要在专业医疗机构进行。

（3）**环钻治疗**：环钻治疗是一种微创手术方法，通过在色脱性瘢痕区域进行微小的穿刺，促进局部血液循环和皮肤再生。环钻治疗可结合其他治疗方法使用，以提高治疗效果。

4.遮盖产品

遮瑕膏和遮盖霜：使用专业的遮盖产品来暂时掩盖色脱性瘢痕，改善外观。市场上有专门针对色素问题的遮盖产品，颜色选择丰富，可根据自身肤色选择。

5.其他辅助治疗

（1）**营养补充**：摄入足够的维生素和矿物质，如维生素 E、维生素 C 和维生素锌，有助于皮肤健康和恢复。健康的饮食可以促进皮肤的自然修复过程。

（2）**心理支持**：对于因瘢痕导致的心理困扰，建议寻求心理咨询或支持。皮肤问题不仅仅是身体上的，还可能对心理健康产生影响，专业的心理辅导可以帮助患者应对这些困扰。

色脱性瘢痕虽然不会对健康造成直接威胁，但其外观可能影响患者的心理健康和生活质量。通过药物治疗、光疗、手术治疗以及遮盖产品等多种方法，可以有效改善色脱性瘢痕的外观。针对不同的情况，建议在专业医生的指导下选择合适的治疗方案，以达到最佳效果。通过综合治疗和心理支持，患者可以有效地改善外观问题，提高生活质量。

（王文波）

眼部瘢痕修复早知道

▶ 眼部瘢痕有哪些种类

一般分为增生性瘢痕、萎缩性瘢痕、瘢痕疙瘩。眼部瘢痕影响的不仅是皮肤的美观，还可妨碍眼睑和眼球的生理功能，甚至导致畸形。

▶ 眼睑瘢痕的治疗方式有哪些，如何选择

眼睑瘢痕的治疗方式，主要包括三种：① 药物治疗；② 光电治疗；③ 手术治疗。

首先，在受伤或手术后早期，外用药物或者贴剂有抑制瘢痕增生效果，一般在拆线后 2 天即可开始使用，每日涂抹 3 次，持续 6 个月。如果是瘢痕体质或者张力较大的情况，需密切观察，若出现瘢痕变硬、隆起，应尽早考虑局部药物注射治疗。

其次，联合光电治疗，如二氧化碳激光、点阵激光，可以对增生性瘢痕起到一定的抑制效果。光电治疗作用于瘢痕组织中过度沉积的胶原蛋白，使紊乱的纤维细胞重

眼部手术后不能化妆，
建议多眨眼。

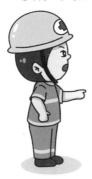

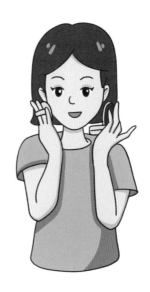

新排列，使瘢痕缩小、表面平整及改变色沉。

最后，如果上述的预防措施都不能抑制瘢痕的增生，最终导致局部出现严重瘢痕牵拉时，可以考虑手术治疗，其目的在于解决瘢痕造成的睑外翻和眼球暴露，以功能恢复为主要目的，兼顾外观改善。

▶ 术后和伤后应如何预防瘢痕

1）保持伤口清洁，手术部位不能沾水，以免发生感染。

2）避免使用化妆品，某些化妆品内的成分会刺激伤口增生甚至感染。

3）不建议长期闭眼休息，多做睁眼运动，促进眼部血液循环，减少肿胀。

眼部的瘢痕对功能和美观影响较大，应对此加以重视。一旦有瘢痕增生的趋势，应尽快至医院咨询，制订有效的治疗方案。

（张柳成）

甲状腺手术颈部
瘢痕的防与治

▶ 何为美观的甲状腺手术颈部瘢痕

美观的甲状腺手术颈部瘢痕应该符合以下 3 个特征。

1）呈灰白平软的成熟瘢痕，而不是红色突出的增生性瘢痕。

2）足够细。越细的瘢痕看起来越不明显。

3）顺皮纹。顺皮纹的灰白色细瘢痕更易于隐藏于颈部皮纹当中。

若希望甲状腺手术切口能恢复成较美观的"社交无痕"的颈部瘢痕，需要从手术切口设计、缝合技术、术后护理等多个方面来考虑。

▶ 甲状腺手术颈部切口的设计与远位减张美容缝合

1. 手术切口的设计

整形手术时常常需要根据皮肤张力线情况设计手术切口，顺张力线的瘢痕有利于恢复和隐藏，甲状腺疾病需要在颈部进行手术时，尽量将切口设计为平行于皮肤张力线的方向。在颈前区为横向，侧颈部可设计为"W"形，以防侧颈部纵向出现明显瘢痕，甚至瘢痕增生挛缩畸形。

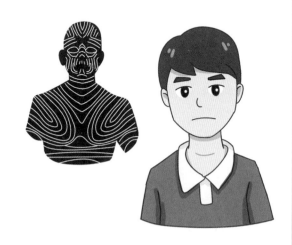

切口平行于皮肤张力线

2. 筋膜层远位减张缝合（内减张）

颈根部是一个张力相对较大的部

位，尤其是甲状腺术后，为防止术区粘连，常常需要患者进行各种头颈部拉伸的动作，又增加了切口的张力。高的张力不仅可以使得切口瘢痕逐渐拉宽，还可能出现术后瘢痕增生等问题。在术中关闭切口时，如能使用慢吸收的可吸收缝线在浅筋膜层进行远位、勾挂真皮的减张缝合，则能够有效地减少术后切口张力，减少不良瘢痕的发生率。

3. 皮肤精细美容缝合

1）注意无菌、无创（微创）操作。

2）减张缝合后，皮内采用可吸收缝线进行"心"型缝合。缝合后切口闭合，无明显空腔，组织对合整齐。但需要避免过紧过密的内缝合，以免影响切口部位组织血供。

3）外缝合时，可采用极细的不吸收缝线进行外缝合（6-0 至 7-0 缝线间断缝合或 4-0 至 6-0 缝线皮内连续缝合均可）。外缝合的目的是使表皮、真皮层对合更加整齐，防止皮肤的内翻、外翻、高低不平等状况。外缝合的针距为 5 毫米左右，边距为 2 毫米左右，打结不宜过紧，以防术后组织肿胀，造成细线对组织的切割效应，遗留缝线瘢痕。

▶ 甲状腺手术颈部切口的术前准备及术后护理

1. 术前准备

手术前一天晚（手术当天早上更好）需沐浴，彻底清洁手术区域皮肤，减少手术中可能带入的污垢和细菌。由于患者术后切口在拆线以前都会避水而难以清洁，所以术前的准备显得格外重要。术前消毒范围需足够、充分，严格注意无菌操作。

2. 换药和拆线

1）术后 24～48 小时，进行第一次切口换药。此次换药的目的有二：一是检查切口情况，有无血肿、感染迹象；二是清洁切口局部的渗血、渗液、油脂等。渗血、渗液都是细菌的良好培养基，需要清理干净。切口缝隙中的血痂可能会造成切口上皮化延迟，增加术后瘢痕的宽度。油脂聚集不但容易促进细菌生长，也是刺激瘢痕增生的可能因素。一般建议每天或隔天使用碘伏为切口消毒换药。

2）对于切口表面痂皮的处理。痂皮是由切口内渗血、渗液逐渐干燥后堆积而成的覆盖物。虽然痂皮对切口起到一定的保护作用，但痂皮长时间堆积于切口，不仅会阻碍切口两侧各层组织的生长连接，还易导致痂下积液、积脓等影响切口愈合的情况。因此，建议首先尽可能减少痂皮的形成，通过术后对切口的加压包扎、定期清洁、创造湿性愈合的环境来达到。其次，术后每天可用生理盐水仔细清洁切口表面的渗出以减少痂皮的形成。另外，对于一些不是很厚、很牢固的结痂，我们在换药的同时，尽量人为去除，保持切口的清洁。

3）切口缝合后，外线缝合无张力的情况下，3～5天即可拆线。拆线越早，切口局部的炎症反应越轻，不会遗留难看的缝线瘢痕，术后出现瘢痕增生的风险越小。

4）拆线2天后，切口及缝线切口上皮化均完成，即可开始嘱咐患者清洁切口。嘱咐患者正常清洗皮肤，洗澡时可以用沐浴露，用软毛巾轻轻搓洗，将切口外的痂皮、油脂等轻轻搓去。绝大多数患者在术后都不敢清洗切口瘢痕，少数患者甚至术后1～2个月都没有用水清洗过切口，以至于切口瘢痕及周围皮肤表面堆积着厚厚的一层痂皮和污垢，在这种微环境下恢复的瘢痕，细菌数量大大超出正常皮肤，炎性反应明显，这些都是导致瘢痕增生的重要影响因素。清洗后，待皮肤稍微干爽，即可使用减张产品。建议持续使用减张产品6个月，以达到最佳的手术效果。

3. 早期光电治疗

手术后早期就可以采用光电治疗来抑制瘢痕的形成。已有证据表明，手术切口愈合后尽早（1个月之内）使用靶向血管的强脉冲光和脉冲染料激光治疗，能有效干预瘢痕的形成。而非剥脱及剥脱性点阵激光、离子束等设备也在术后1～6个月内用于干预瘢痕形成。

4. 饮食禁忌

1）忌烟酒。

2）忌辛辣刺激性食物。

3）忌易导致过敏的食物，特别是过敏性体质的患者。

4）忌光敏性食物。

5. 其他

1）生活规律，避免熬夜及过大的学习、工作压力，以减少皮质醇波动带来的影响。

2）注意防晒。优选物理防晒（遮挡），或使用 SPF>30，PA>++ 的防晒产品。避免去海边、沙漠、雪山等紫外线强烈的地区，以防切口处色素沉着。

▶ 抗瘢痕产品的使用

1. 减张产品

手术切口瘢痕的抗张能力远远低于周围皮肤，所以容易受到皮肤张力的牵拉而发生瘢痕变宽、增生等。除了术中可以采用减张缝合的方式来内减张之外，术后也可通过减少拉伸的动作、术后使用减张产品 6 个月来减少切口周边的皮肤张力（外减张）。

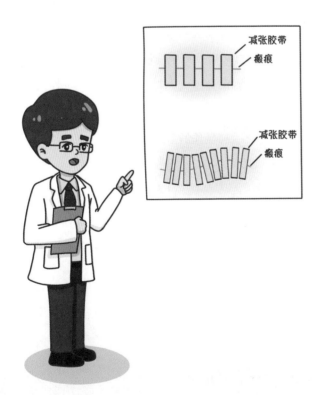

（1）减张胶带：又称"减张胶带""免缝胶带"，为一种使用方便的减张材料。该胶带上存在数条平行排列的抗张力丝，垂直贴于切口处之后，抗张力丝可以防治切口受到两侧皮肤向外的牵拉而变宽。此类胶带最早被用于切口的快速免缝合关闭，如今已被广泛用于整形术后切口的减张护理。

减张胶带使用的注意事项：① 尽量垂直瘢痕方向粘

贴，可以发挥最大的减张作用，如瘢痕形态不规则，则尽可能粘贴时与瘢痕形成一定的角度使用。② 一般建议 1～2 天更换一次，每天使用 23 小时以上，如中途沾水或大量出汗影响黏性，需及时更换。③ 更换揭除胶带时，需从两端分别向中间慢慢揭起。④ 粘贴胶带时，可先一端贴于瘢痕周边一侧的皮肤，轻拉胶带后将另一端粘贴于对侧皮肤，或将对侧皮肤向瘢痕处轻推后平贴。⑤ 粘贴减张胶带不宜牵拉过度、过紧，以免造成张力性水疱或引起瘢痕中央凹陷等情况。⑥ 若出现胶带过敏反应，轻者可采用间隔粘贴的方式，每天更换的新胶带贴于中间空隙处，使皮肤有一定休息和适应的时间；重者，只能放弃使用该项护理措施。

（2）医用皮肤表面缝合器

（减张器）：医用皮肤表面缝合器，原为皮肤无针缝合器，是一种粘贴于切口两侧，通过棘条收紧而使切口无张力对合，从而代替外缝合过程的材料装置。无针缝合器最初设计用于皮肤切口的快速无针闭合，省略了切口的缝合过程，不但提高医疗效率，也能防止术后切口"蜈蚣脚"样缝线瘢痕的发生。2008 年起，我们在国际上率先将无针缝合器应用于瘢痕整形术后患者的切口减张护理，

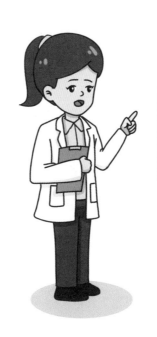
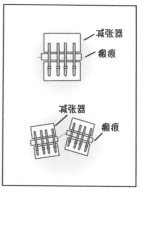

不良反应少，疗效明确，并通过相关的自身对照临床研究证实了其使用价值，现已被众多专科医生普遍使用。

2.硅胶类产品或其他抗瘢痕药物

（1）硅酮凝胶或硅胶贴片的作用原理：文献报道，硅酮凝胶主要通过水合作用

（抑制角质层水分蒸发）来发挥抑制瘢痕增生、促进瘢痕成熟的作用。此外，硅酮本身也具有软化瘢痕的作用，临床证实疗效确切，安全有效。

（2）**硅酮凝胶使用方法：**

使用时机：拆线后 2～3 天，切口完全闭合后。

使用方法：用手指取极少量硅酮凝胶，轻薄涂抹在瘢痕处，轻轻涂开，无须按摩。每日 2～3 次，保持瘢痕表面有滋润效果即可。如使用硅胶贴片，则修剪为略宽于瘢痕的长条，直接贴于瘢痕处即可。硅胶类产品需要持续使用 3～6 个月时间。

使用优点：硅酮凝胶类药物不被皮肤吸收，无化学成分。其理化特性稳定，安全性好，婴幼儿、孕产妇（哺乳期）均可以使用。

（3）**其他抗瘢痕药物：**复方肝素钠尿囊素凝胶、积雪苷霜软膏、多磺酸黏多糖乳膏、痘印舒缓凝胶等外用药物均可用于瘢痕的防治。

▶ 甲状腺手术产生的"问题"瘢痕如何处置

（1）**增生性瘢痕：**如甲状腺手术颈部瘢痕在术后数月时间内逐渐呈现红色、凸起，伴有疼痛、瘙痒感，质地比较硬，则称之为增生性瘢痕。可以采用糖皮质激素药物注射、光电治疗、硅酮凝胶或硅胶贴片外用等方法予以治疗。如对外观要求较高，且瘢痕距离残余甲状腺组织超过 1 厘米，则可采用手术切除瘢痕，术后配合放射治疗的方法来抑制瘢痕复发。

（2）**瘢痕增生挛缩畸形：**增生性瘢痕生长到中后期会出现瘢痕挛缩。颈部淋巴结清扫术后的瘢痕因垂直于颈部纹路，容易产生增生挛缩畸形，往往需要通过手术的方法来改善。如手术时瘢痕仍处于红色，则术后需配合其他治疗（如放射治疗、药物注射、光电治疗）来抑制瘢痕的复发。

（3）**较明显的成熟瘢痕：**如瘢痕已经成熟（变成灰白色），但表现为比较宽的明显瘢痕，可以采用手术整形的方法，使其变为纤细的瘢痕，以达到美观的目的。

（武晓莉）

皮肤外伤后，瘢痕
预防一二三

随着生活水平的提高，人们对美的要求越来越高，对外伤后瘢痕的关注也越来越高，外伤后来就诊的患者在逐年增加，尤其是儿童和女性患者更多，特别是面部等暴露部位，社交无痕已经成为基本的诉求，因此介绍瘢痕的早期预防很有必要。

有研究表明，只有胎儿皮肤有无瘢痕愈合的能力，出生后人体的皮肤在受到外界深达真皮的创伤后都会产生深浅不一、形态各异的瘢痕组织。而传统观念认为，瘢痕治疗的合理时间在受伤后 6 个月以上，即瘢痕组织已经稳定的情况下才可以进行治疗，但是近年来随着各种治疗方法和治疗技术的更新，瘢痕专业领域认为瘢痕的早期干预治疗非常重要，而且效果显著。《瘢痕早期治疗共识》（2020 版）明确地肯定了早期干预治疗的必要性和有效性。

▶ 为什么要进行瘢痕早期干预治疗

人体在受到外伤、炎症感染等破坏皮肤完整性的创伤后，都会产生一个修复过程，分为三个阶段：炎症反应期、细胞增殖期和组织重塑期。

（1）**炎症反应期**：在受伤后的 3 天内，伤口创面局部红肿，血管断裂，大量炎性细胞的浸润，组织液渗出，目的在于清除外来的异物、细菌等。

（2）**细胞增殖期**：创伤后的 3 周之内，大量的血管内皮细胞增殖，形成新生血管，成纤维母细胞增殖并分泌细胞外基质填充创口，形成肉芽组织，目的在于连接填充外伤等造成的局部缺口。

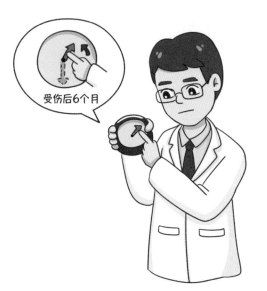

瘢痕的早期干预治疗非常重要

受伤后6个月

（3）组织重塑期：创伤后的 3 周到 1 年的时间里，成纤维细胞产生大量的胶原蛋白，沉积后形成早期的瘢痕组织，之后瘢痕组织越来越致密，细胞和血管成分越来越少，变成稳定的瘢痕组织。

我们根据这样的修复过程，找到早期干预的恰当时间，可以控制成纤维母细胞的过度增殖，从而减少成纤维细胞的胶原分泌，减少和预防瘢痕的形成。而在传统观念中，在瘢痕成熟后或者说在胶原蛋白已经沉积的时间进行治疗，就很难逆转瘢痕的形成。

▶ 瘢痕早期干预治疗的最佳时间是外伤后多久

目前在专家共识中瘢痕早期干预治疗的时间是伤后 3 个月之内，越早开始越好。从创面愈合的 3 个阶段来看，伤后 4 天已经开始了细胞的增殖；从临床表现上观察，在创面或者伤口愈合即刻就可以进行瘢痕的预防性治疗，甚至在尚未愈合的情况下也可以进行干预治疗，特别是迁延不愈的创面。

这里需要注意，并不是所有的创伤后修复过程都严格按照 3 个阶段来完成，3 个阶段是互相交错的，但是总体地说，炎症反应期和细胞增殖期时间越长，细胞增生越严重，后期形成的瘢痕越明显，甚至出现异常增生的情况，产生病理性瘢痕。所以瘢痕的早期干预就是需要控制过度的炎症反应和细胞的过度增殖，减少后期胶原的过度沉积，通过干预以恢复正常的修复过程和接近正常皮肤组织的结构，减少瘢痕的产生。

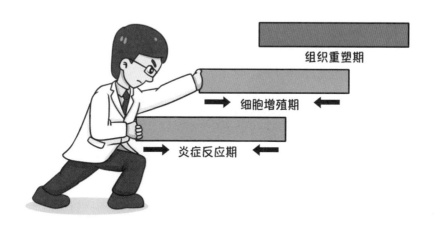

皮肤创伤后修复过程

组织重塑期

细胞增殖期

炎症反应期

▶ 瘢痕早期干预治疗的措施有哪些

（1）**促进创面愈合的措施**：湿性愈合方法、抗感染治疗、外用生长因子、使用生物辅料、植皮等封闭创面的治疗措施，都可以缩短炎症反应的时间，减少局部的炎症刺激和细胞的过度增殖。临床上烧烫伤后的植皮等创面的治疗措施，都可以认为是广义瘢痕的早期预防治疗，对后期减少瘢痕的形成意义重大。

（2）**伤口的清洁**：这一点非常重要，但是又很容易被忽略。比如局部的血痂，它是细菌的培养基，还会阻挡组织的对合，容易导致瘢痕的形成，血痂开始形成的时候是很容易清洁干净的。超过48小时，由于纤维蛋白的粘连和收缩，血痂就会牢固的结合在创面或者伤口上，许多自己护理伤口的患者由于害怕疼痛而不敢清除，造成伤口延迟愈合或感染，从而导致瘢痕过度形成，因此我们及时清洁伤口也可减少瘢痕的形成。

（3）**外用瘢痕药物**：在创面或者伤口愈合后没有结痂的情况下就可以开始使用，包括硅酮类、洋葱提取物类、细胞外基质类等。作用是减少瘢痕组织的透皮失水，抑制血管增生，预防瘢痕增生，淡化色素。一般使用6个月，或者使用到瘢痕完全不红的状态。

（4）**减张措施**：线性伤口应尽早使用，在拆线后甚至拆线之前就开始使用。常用减张胶布或者减张器，减少线性伤口愈合过程中的皮肤张力，这样形成的瘢痕就比较细小，一般使用 6 个月左右。

（5）**弹力压迫**：特别是烧烫伤后的片状瘢痕，持续有效的弹力压迫非常重要。一般要求每天持续压迫超过 20 小时。常用的有弹力衣裤、弹力手套、3D 面罩、热塑板支具等。

（6）**口服药物**：可以控制炎症反应，减少纤维化，如积雪苷片。

（7）**激素**：外用激素可以止痒，抑制增生。瘢痕内注射激素可以控制增生，让瘢痕组织萎缩。

（8）**皮下剥离**：早期出现粘连的伤口应尽早进行皮下剥离，切断粘连的纤维条索，改善凹陷。

（9）**光电治疗**：包括褪红类激光、去色素类激光、剥脱类激光、非剥脱类激光。

褪红类激光：褪红类激光有封闭血管、破坏血管内皮细胞的作用，可以有效抑制早期的血管增生。

去色素类激光：去色素类激光能破坏色素颗粒，对瘢痕的色素沉着和外伤性文身的效果显著。

剥脱类激光：剥脱类激光通过皮肤的微剥脱作用，破坏血管，刺激胶原重塑，改善瘢痕组织的结构和弹性，恢复正常的皮肤外观。

非剥脱类激光：非剥脱类激光通过加热深层的真皮组织，促进细胞和胶原新生，从而改善瘢痕的外观和结构。

▶ 如何选择早期干预的措施

总体地说，各类瘢痕都需要综合性的治疗措施，要由专业的医生进行综合判断，举例如下。

（1）**线性伤口**：基本治疗措施包括减张，外用瘢痕药膏，光电治疗。

（2）**片状创面**：常见烧烫伤和擦伤，基本治疗措施包括外用瘢痕药膏，早期光电治疗，弹力压迫或者支具压迫。

增生性瘢痕：早期已经出现增生现象的，外观表现为凸出皮肤表面，充血发红，质地偏硬，除了前面（1）和（2）的治疗措施外，还需要尽早进行皮质激素的干预治疗，如皮质激素局部注射或外用皮质激素贴膏。

凹陷性或者粘连性瘢痕：尽早进行皮下剥离，松解粘连。

瘢痕早期干预治疗的概念基于"预防大于治疗"的理念和瘢痕形成的生理过程，从瘢痕未形成之前或形成的早期来进行预防性的治疗，综合应用行之有效的方法，尽量减少瘢痕，以达到让患者更满意的治疗效果。临床上常见创伤愈合后已经形成严重瘢痕的患者，这些患者往往需要进一步的创伤更大的治疗，如手术治疗，有的甚至到了难以治疗的程度。因此，建议患者外伤后尽早到整形外科进行专业的瘢痕早期干预。

（夏玲玲　高　振）

准妈妈的心灵阴霾：克服剖宫产后增生性瘢痕的困扰

很多妈妈在剖宫产术后发现腹部的手术切口瘢痕不仅没有随着时间淡化，反而逐渐变得隆起、硬邦邦的，颜色也越来越红，甚至在夜间还会隐隐地有疼痛、瘙痒等不适。这些过分"耀眼"的表现其实是瘢痕增生的迹象。临床上，我们观察到剖宫产后增生性瘢痕的出现并不少见，它们不仅对腹部的外形减分，还会影响睡眠治疗，加重自卑、焦虑等心理负担。因而惧怕留下显眼的腹部瘢痕也成了萦绕在准妈妈心头的一块阴云。

▶ **"医生，麻烦给我缝得好看一点！我还想做穿比基尼的辣妈呢！"**

剖宫产后增生性瘢痕本质上是一种发生在特定时期、特定部位的手术切口瘢痕增生，影响其产生的主要因素有以下几项。

（1）**皮肤张力**：皮肤高张力下引起的真皮层炎症反应是引起瘢痕增生的核心因素。影响切口张力最常见的原因就是切口方向。过去由于医疗技术的落后，剖宫产术采用腹壁纵向手术切口，常常留下弯弯曲曲的"蜈蚣腿"。目前，除去特殊医疗情况，大部分剖宫产会采用顺应皮肤张力方向的横向切口，极大地降低了切口处的张力。但由于孕期隆起的腹部皮肤长期处于紧绷状态，剖宫产中器械操作不可避免地会对切口造成拉扯，以及缝合后的切口还要在很长一段时间承托腹部松弛后下坠造成的皮肤张力。因此，皮肤张力仍是造成剖宫产后增生性瘢痕的关键原因。

（2）**激素水平**：激素水平改变是发生在孕产期以及哺乳期女性体内最突出的生理性变化，激素通过复杂的机制对我们的免疫水平进行双向调控，使其达到一定的平衡状态。但在特殊时期，由于激素含量和比例的剧烈波动，使得机体处于一种免疫"亢进"的状态，加剧损伤处皮肤的炎症反应，刺激瘢痕增生。因此，激素水平是影响剖宫产后增生性瘢痕形成的特殊因素。

（3）切口清洁：很多人都知道感染会造成瘢痕，但没有发生感染并不代表切口足够清洁。首先，剖宫产术中，除了宝宝，羊水也会从切口流出。羊水以及其中掺杂的胎脂、胎粪虽然是无菌的，但同样会对切口皮肤造成刺激。其次，产后女性往往会大量出汗，但由于身体虚弱加上受"坐月子不能洗澡"等风俗影响，经常造成皮肤清洁不够。最后，很多新手妈妈由于身体上的疼痛和精神上的恐惧，不敢清除切口的血痂。血痂长

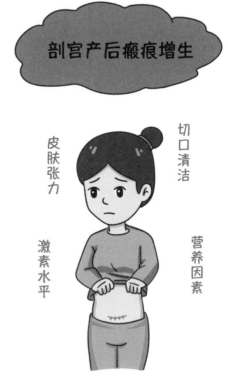

期嵌在创面反而会引起微生物滋生，埋下愈合不良的隐患。因此，切口清洁水平也是常常被忽视的重要影响因素。

（4）营养因素：饮食习惯是影响瘢痕增生的潜在风险因素。我们的机体在代谢过量糖类（碳水化合物）和脂肪的过程中会伴随着产生致炎物质的累积。长期摄入营养过量不仅会造成血糖问题，增加切口感染风险，还会造成全身性炎症，促进切口瘢痕增生。因此，不仅在孕期要注意饮食，避免一不小心变成"糖妈"，生产后也要注意控制食谱中碳水化合物的总量，特别是水果。此外，辛辣饮食也会引起瘢痕处痛痒症状的加重。而摄入富含蛋白质的食物则是剖宫产术后瘢痕增生的保护因素。

▶ "医生，我剖宫产后的瘢痕增生了，是否说明我是瘢痕体质啊？"

瘢痕体质是对皮肤损伤后倾向反复出现病理性瘢痕增生的一类人群的通俗描述。狭

义上的瘢痕体质特指瘢痕疙瘩患者。然而，女性在包括孕产期和哺乳期在内的很长一段时间，由于激素水平的特殊生理变化，皮肤损害后发生增生的风险确实会明显高于其他时期。但由于这些因素通常是一过性的，随着产后恢复以及哺乳期的结束，影响瘢痕增生的因素也会逐渐消失。因此，即便存在剖宫产后增生性瘢痕也并不能代表是瘢痕体质。需要注意的是，妊娠期和哺乳期的特殊生理环境是全身性的，不仅仅会刺激剖宫产切口的瘢痕增生，对身体其他部位的瘢痕也会有一定的影响。另外，有明确瘢痕疙瘩病史的患者要格外留意既往治疗区域的瘢痕情况，警惕充血、隆起、瘙痒等复发迹象。

▶ "医生，我还在哺乳期，能不能治疗啊？"

目前，临床上已经有很多成熟的医疗手段可以改善增生性瘢痕的外观形态，缓解相关痛痒症状，但具体治疗方式的选择要与治疗的时机和个人诉求相结合。

在剖宫产术后我们对瘢痕增生还是以预防为主。除了注意前文提到的清洁和营养问题，还可以在切口愈合后外用硅酮凝胶、减张胶布类产品。术后1个月左右即可采用光电类瘢痕早期干预治疗以改善瘢痕外观，预防瘢痕增生。

如果已经发生了瘢痕增生，也不用过于担心。在哺乳期结束前，由于刺激瘢痕增生的风险因素持续存在，可以先不干预。如果有明显的痛痒症状，影响到日常休息，可以局部外用含激素敷贴以缓解相关症状。待哺乳期结束，瘢痕状态稳定后可以对剖宫产后增生性瘢痕进行正式的积极治疗。根据个人诉求的不同，可以采取不同的治疗策略。如果以改善局部痛痒症状为主要目的，可以通过激素类药物注射的方法缓解痛痒症状，使瘢痕平软。如果对外观有更高的要求，可以采用切除瘢痕后重新进行美容缝合。通过与医生进行面诊沟通，可以选择最适合自己的治疗方案。

剖宫产留下的腹部瘢痕是象征母亲身份的荣誉勋章，但每一位伟大的母亲也都曾是爱美的女孩。有成熟的瘢痕治疗技术做后盾，准妈妈们可以走出阴霾，安心拥抱新生命的到来！

（杨雅婷）

走进不熟知的瘢痕
——隆突性皮肤纤维肉瘤

有可能您只是因为瘢痕困扰而就诊，在反反复复地接受了各种治疗后仍不见好转。终于，您下定决心选择手术切除、"割以永治"，在拿到切下来的瘢痕的病理报告时傻了眼，病理报告上写着：隆突性皮肤纤维肉瘤。当看到"肉瘤"两字，马上心跳加速、汗流浃背地开始查询闻所未闻的病名。我们知道您内心焦虑，但请先别急，我们来进一步了解这个常年在瘢痕疙瘩中"鱼目混珠"的皮肤肿瘤——隆突性皮肤纤维肉瘤。

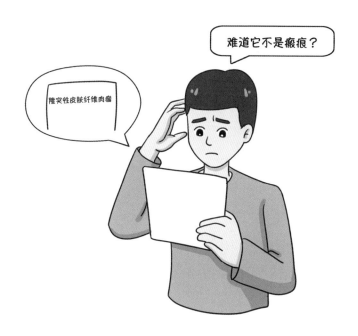

▶ 什么是隆突性皮肤纤维肉瘤

隆突性皮肤纤维肉瘤（dermatofibrosarcoma protuberans，DFSP）是一种间充质细胞来源，罕见的低级别软组织肉瘤。虽为罕见病，却是我国最常见的软组织肉瘤。尽管它属于恶性肿瘤，但其生长速度相对较慢，通常不会迅速扩散到身体其他部位。DFSP 常见于成年人，但也可以在任何年龄出现。

▶ 隆突性皮肤纤维肉瘤的发生部位和外观

这种肿瘤最常见于躯干，但也可能出现在四肢和头部。早期的 DFSP 看起来像一个小的坚硬的结节，通常没有疼痛感。随着时间的推移，肿瘤会逐渐增大，表面可能出现隆起，颜色可以从正常肤色到红色或紫色不等。由于酷似瘢痕疙瘩而常被误诊。

▶ 隆突性皮肤纤维肉瘤的病因

目前，DFSP 的确切病因尚不完全清楚。然而，研究表明，这种癌症与基因突变有关。大多数 DFSP 患者体内存在一种特定的基因重排，即 *COL1A1* 基因与 *PDGFB* 基因的融合。这一基因突变导致细胞异常增生，形成肿瘤。

▶ 隆突性皮肤纤维肉瘤的风险因素

（1）**年龄和性别**：DFSP 可以发生在任何年龄段，但最常见于 30～50 岁的成年人。男性患病的概率略高于女性。

（2）**皮肤损伤**：某些病例显示，DFSP 可能在皮肤受伤或瘢痕的地方发生，但这种情况并不常见。

▶ 隆突性皮肤纤维肉瘤的诊断

如果你发现皮肤上有不明原因的结节或肿块，应该尽快去看医生。医生可能会进行以下检查。

（1）**体格检查**：医生会仔细检查肿块的外观、大小和质地。

（2）**活检**：为了确诊，医生通常会取一小块肿块组织进行显微镜检查。这是确诊DFSP 的关键步骤。

（3）**影像学检查**：在某些情况下，医生可能会建议进行 CT 扫描或 MRI，以了解肿瘤的具体大小和深度。

▶ 隆突性皮肤纤维肉瘤的治疗

治疗 DFSP 的主要方法是手术切除，但具体的治疗方案可能因肿瘤的大小和位置而有所不同。以下是常见的治疗方法。

（1）**手术切除**：这是最常见且首选的治疗方法。外科医生会尽可能多地切除肿瘤及其周围的一部分正常组织，以确保清除所有癌细胞。

（2）**莫氏显微手术**：这种手术方法可以在手术过程中逐层切除肿瘤，并立即进行显微镜检查，以确保完全切除癌细胞，同时尽可能保留正常组织。

（3）**靶向治疗**：对于不能手术切除的晚期病例，医生可能会使用靶向药物，如伊马替尼（imatinib），以抑制肿瘤生长。

▶ 隆突性皮肤纤维肉瘤的预后和随访

隆突性皮肤纤维肉瘤通常生长缓慢，治疗后预后较好。然而，由于其具有较高的复发率，患者在治疗后需要定期随访检查。这些随访检查通常包括体格检查和影像学检查，以确保没有复发迹象。

▶ 隆突性皮肤纤维肉瘤的自我检查与预防

虽然无法完全预防 DFSP，但早期发现和治疗可以显著提高治愈率。以下是一些自我检查和预防的建议。

（1）**定期检查皮肤**：特别是对那些曾经受过皮肤创伤的人群，应定期检查皮肤，注意任何新的或变化的肿块或斑点。

（2）**保护皮肤**：避免不必要的皮肤损伤，注意防晒，减少皮肤暴露在强烈紫外线下的时间。

（3）**早期就医**：如果发现皮肤上有不明原因的肿块或斑点，应尽早就医，进行专业检查。

隆突性皮肤纤维肉瘤是一种罕见但潜在侵袭性的皮肤癌，虽然它发展缓慢且很少转移，但一旦发现异常皮肤结节，应尽早就医诊断。通过手术及其他辅助治疗，大多数患者可以获得良好的预后。定期随访和皮肤检查有助于早期发现复发并进行及时处理。通过了解 DFSP 的基本知识，你可以更好地保护自己和家人的健康。

（袁兆琪）

瘢痕康复 "弹力套
您戴对了吗"

在日常生活中，您是否像朵拉一样爱探险、爱运动？是否经常磕磕碰碰，这里伤了那里破了？是否观察过受伤后皮肤表面形成的瘢痕？其实，瘢痕也有很多种类，比如，正常的生理性瘢痕和异常的病理性瘢痕，成熟瘢痕和未成熟瘢痕，挛缩性瘢痕和非挛缩性瘢痕等。下面我们来一起了解常见病理性瘢痕的一种特殊的治疗方法——弹力套压力治疗法，让您掌握瘢痕康复基础知识，勇敢面对伤痕，探险再无后顾之忧。

▶ 瘢痕的病理表现竟是这样

大多数情况下，创伤后皮肤瘢痕仅有轻微增生后便自然减退。当创伤导致皮肤真皮层损伤，则可能引起组织过度修复，细胞外基质异常沉积形成病理性瘢痕，其中最为常见的是增生性瘢痕。临床表现：皮肤局部增厚变硬，表面颜色呈潮红或紫红，并伴有不同程度的疼痛、瘙痒和干燥等，早期容易形成水疱，甚至导致瘢痕溃疡。靠近关节的瘢痕挛缩会导致活动障碍，严重影响患者的肢体功能、外形和心理。

▶ "弹力套"是什么，有什么作用

当瘢痕影响美观，又疼又痒，到医院就诊，除了手术、激光、瘢痕针等治疗外，医生经常会说"戴个弹力套压一压吧"，所谓戴弹力套就是指压力治疗。压力治疗是利用弹性织物等对伤口愈合部位持续压迫而达到抑制瘢痕增生、促进瘢痕成熟的方法，其具有安全、简单、费用低廉、疗效肯定、复发率低的特点。

对于早期颜色变红、增厚的瘢痕应及时使用弹力套，预防进一步增生；对于已经明显增厚的瘢痕，有效的压力可使瘢痕厚度明显减小，加快瘢痕康复；对于瘢痕增生期患者，压力治疗配合激光、瘢痕针等治疗，可达到 1+1>2 的效果；对于外科手术后等线性瘢痕，尤其在关节处，戴弹力套可起到一定的减张作用，降低瘢痕增生风险。

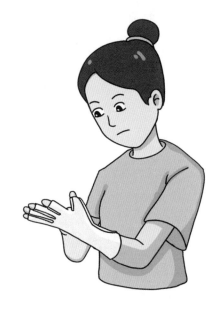

▶ 注意！压力治疗遵守三原则

有效的压力治疗必须遵循"一早、二紧、三持久"的原则，弹力套不是随便戴戴的。

压力治疗

（1）一早：就是要在创面或手术刀口愈合早期、做完激光、瘢痕针等治疗后尽早开始使用。有研究证明，早期使用压力治疗能使局部胶原重新排列、血管数量下降，成纤维细胞增生受阻，从而限制瘢痕增生。等到瘢痕已经增生到一定厚度，或开始变硬后再戴弹力套加压效果会大打折扣。

（2）二紧：就是在患者能耐受及不影响患肢远端血液循环的情况下，越紧越好。而这里说的紧不是弹力套勒的越紧越好，是指在瘢痕处的有效压力越大越好。

目前建议使用的压力大小常用体表压强值表示，推荐范围是 20～40 mmHg，普遍认为低于 15 mmHg 可能效果差或没有效果，超过 40 mmHg 会引起不适和潜在的伤害。

此外，有效的压力跟体表曲率密切相关，所以在治疗部位上配合使用压力垫、高分子夹板、瘢痕贴等可以达到有效压力，同时弹力套不会勒的特别紧。对特殊部位的瘢痕应给予特殊的处理，如皮肤薄嫩处及骨突处应添加软衬垫，以防止皮肤破溃；对于凹陷部位需要添加合适的压力垫等，保证受力均匀，达到理想的治疗效果。专业的整外康复医生还有秘密武器"压力监测"，根据客观的体表压力值实施更加精准的压力治疗，保证疗效的同时戴弹力套也可以更舒适。整个治疗过程应保持足够的压力，当弹性变小感到松弛时需及时更换弹力套，否则治疗效果将受到影响。

（3）三持久：就是持续性、长期压迫治疗。一是指不间断加压，原则上实行每天 24 小时连续加压，睡觉时同样需要加压治疗，否则会把白天加压治疗的效果抵消。即使更换压力垫及清洗皮肤时，每次松开时间不得超过 30 分钟。二是指长期加压，压力治疗时间不得少于 3 个月，尽量达到 8 个月以上，甚至更长，因为研究证明瘢痕成熟需要 2～3 年。有研究表明，如果仅仅进行每天 12 小时的持续加压而另外 12 小时没有加压，无论持续多久的时间，其对减少瘢痕内组织血液灌注、减慢瘢痕增生均无明显疗效；只有坚持做到每天 24 小时连续加压，持续加压 6 个月以上，才能有效减少瘢痕组织血流灌注，减慢瘢痕增生速度及减轻其增生程度，达到良好的抑制瘢痕增生效果。每天加压治疗时间过短或过早停止压力治疗均容易使瘢痕继续增殖，导致治疗失败。值得注意的是，儿童应用压力治疗的时间应遵从医嘱，因人而异，以避免影响生长发育。

▶ 重要！选择正规医院和专业医生

压力治疗是医疗干预手段，必须要在正规医院、专业医生指导下测量、定制和使用弹力套、压力衣等。在非正规机构或者自己买绷带缠绕加压都可能带来风险，最常见的是压力太大导致水疱压疮等；勒得过紧影响儿童生长发育；虽一直戴着，但压力不够，弹力套白戴；有的压力过大甚至影响血液循环导致肢端坏死！引以为戒。

（许　佳）

烧伤瘢痕的消退与重塑

▶ 烧伤瘢痕的发展过程

烧烫伤是日常生活中的常见外伤之一，在人群中的总体发生率高达1%，烧伤轻则遗留瘢痕、影响美观，重者影响功能，甚至威胁生命。烧伤患者在度过急性期、创面愈合之后，就进入了漫长的修复期。深Ⅱ度以上的烧伤都会遗留明显的瘢痕，通常瘢痕在伤后的半年到1年是增生期，会发红、凸起、变硬，伴有局部瘙痒等不适。

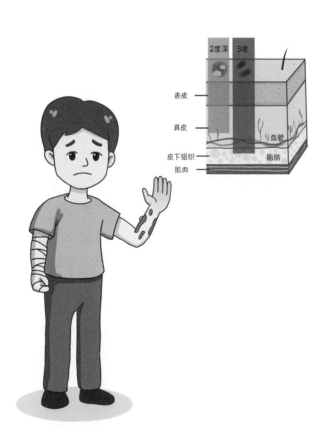

深2度以上的烧伤会遗留明显的瘢痕

如果是瘢痕体质的人，还会形成严重的瘢痕增生或者是瘢痕疙瘩。在增生期结束以后，瘢痕就进入消退与重塑期，质地变软、颜色变白，最后遗留色素脱失或者色素沉着。这个过程的长短存在个体差异，大多数人在1年左右，少年儿童的细胞再生较为活跃，通常增生期时间较长。有的患者在增生的同时，还伴有瘢痕的挛缩。

▶ 烧伤瘢痕对功能和外形的影响

瘢痕不仅影响外观，大面积的瘢痕尤其是增生性瘢痕或者瘢痕挛缩，还会影响人体的功能。手部的瘢痕通常对手的功能会造成严重的影响，甚至形成爪形手畸形，使人丧失基本的生活自理能力。头面部的瘢痕往往会造成五官畸形，影响张口、闭眼、呼吸等一系列重要的生理功能。下颌的瘢痕会对下颌骨的发育造成限制。儿童时期的面颈部瘢痕如果不进行治疗，往往会影响下颌骨的发育，造成严重的颅面畸形及咬合畸形。所以在烧伤创面痊愈后，需要进行长期的瘢痕修复与康复治疗。这不仅仅是为了好的外观，更是为了维持我们正常的人体功能。

▶ 烧伤瘢痕的干预措施

在瘢痕的增生期进行适度的干预，可以减少瘢痕的增生，促进增生的消退，减少瘢痕对功能的影响。因为皮肤的张力是促进瘢痕增生的一大原因，我们可以用塑身衣及弹力套等对瘢痕部位进行局部的压迫和包扎，可以有效地减少瘢痕增生的程度。对瘢痕部位适当地进行按摩等康复训练，有助于预防瘢痕挛缩。同时在日常生活中，要避免食用有刺激性的食物。此外，一些瘢痕贴、瘢痕药物的使用也有助于瘢痕的消退。瘢痕增生较为厉害的还可以进行光电治疗或药物注射治疗。如果瘢痕增生挛缩较为明显，已经影响了人体功能，就要及时进行手术干预。

▶ 烧伤后的整形修复重建

烧伤瘢痕的修复重建通常应该在增生期之后进行。如果瘢痕增生挛缩已经造成了明显的功能障碍和发育畸形，也可以及时进行手术干预，尤其针对少年儿童患者。手术的目的是改善患者的外观和功能，方法分为植皮与皮瓣修复两大类。其中，植皮手术的外观与正常皮肤有明显的区别，通常是用来改善功能。皮瓣因为含有全层的皮下组织，颜色质地与正常皮肤接近，可以有效地改善外观与功能，而且不易挛缩复发。有条件的情况下，一般首选使用皮瓣来修复瘢痕。皮瓣可以简单地分为局部皮瓣与游离皮瓣，在供体皮肤不够的情况下，还可以使用软组织扩张技术，再生出多余的皮肤来修复缺损。

（李　华）

手部瘢痕挛缩术后
如何进行有效康复

日常工作学习离不开手的参与，其暴露在外的特性也使其更容易遭受各种损伤，如烧伤、烫伤、切割伤、挤压伤等。损伤组织在修复过程中，可能会形成瘢痕挛缩。手部瘢痕挛缩不仅影响手的外观，也会严重限制手的功能。通过整形手术可以改善手的形态，重建手的功能。然而，手术并不意味着治疗的结束，术后的康复治疗同样起着至关重要的作用。

▶ 手部瘢痕挛缩术后康复的重要性

手部瘢痕挛缩的产生并非一朝一夕，除了瘢痕挛缩本身造成的功能受限，随着病程的延长，继发性地造成了关节、韧带、肌腱等关节附属结构，甚至关节本身的损害，所以手部瘢痕挛缩一旦发生，整形手术需尽早介入。同样的，术后及时有效地康复治疗也是患者手术效果维持和提高的重要保证。手部瘢痕挛缩术后康复不仅可以预防新生瘢痕的增生和挛缩，而且可以最大限度地恢复手的功能，提高患者的生活质量。

▶ 康复治疗的阶段

1. 第一阶段（术后1～2周）

（1）**固定与制动：**使用石膏或支具固定手部，以保护移植物。同时也要避免过度固定导致的关节僵硬。

（2）**抬高患肢：**促进回流，减轻肿胀。

2. 第二阶段（术后 2 ~ 6 周）

（1）**物理因子治疗**：对症采用超声波、中频电、激光等物理因子治疗，有软化瘢痕、镇痛、止痒、减轻炎症以及促进伤口愈合等作用。

（2）**关节活动度训练**：拆线后，在医生指导下使用徒手或器械（如 CPM）逐渐开始手部各关节的主被动活动，以改善关节活动的范围。

（3）**肌力训练**：从助力运动开始，逐渐过渡到主动运动及抗阻运动，渐进地提高肌力水平。

（4）**压力治疗**：压力治疗是抗瘢痕治疗的一线治疗方法，压力治疗应遵循"一早、二紧、三持久"的原则，即瘢痕的压力治疗应从创面愈合起就开始实施；压力衣佩戴时间需要每天 23 小时以上，持续至瘢痕稳定为止；压力衣的压力需符合要求，当压力下降时应及时更换。

（5）**抗挛缩位支具的应用**：术后 2 周拆线后应即刻配制抗挛缩位支具，抗挛缩位支具的使用需贯穿之后的整个康复周期，以预防新生瘢痕以及移植皮片的挛缩。通常，手术复位充分的患者可以采用仅夜间佩戴的治疗方案。如患者术后仍留有较大范

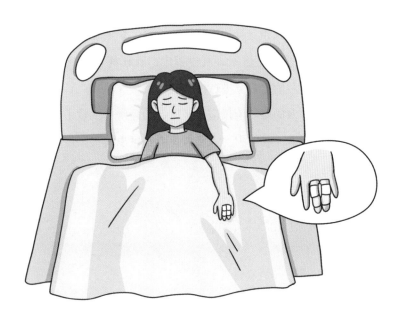

围的关节活动受限，则可采用日间间歇佩戴 + 夜间持续佩戴的方案。

3. 第三阶段（术后 6 周以后）

（1）**关节活动度及肌力训练**：进一步加强关节活动度及手部力量练习。

作业治疗：

（2）**日常生活能力训练（ADL 训练）**：通过进食、穿衣、洗漱等日常生活活动，提高手功能，改善日常生活能力。

（3）**作业训练**：设计园艺、手工、书法及绘画等活动，提高患者手的精细活动和协调能力。

▶ 手部瘢痕挛缩术后康复过程中的注意事项

（1）**方案个性化**：手部瘢痕挛缩术后康复需根据患者的病因、病程、严重程度以及手术方式进行个性化设计。确定的治疗方案应严格遵照医嘱执行。

（2）**循序渐进**：康复治疗切忌盲目加量，过度治疗可能引起新的损伤，影响康复进程。

（3）**持之以恒**：手部瘢痕挛缩术后康复是一个漫长的过程，需要患者有足够的耐心和毅力，尤其是在压力衣和支具的佩戴上，直接关系到最终的康复效果。

（4）**定期复诊**：在医院或是居家康复过程中，有任何不适或是疑问，均应及时复诊。定期复诊还可及时对治疗方案进行评估和调整。

手部瘢痕挛缩术后有效的康复不仅需要医生和治疗师的细致工作，更需要患者和家属的主动参与。通过三方一起努力，大多数患者都可以最大限度地恢复手的外观和功能，最终回归生活，重返社会。

（樊佳俊）

创伤后的康复之路

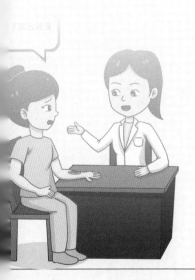

受伤后水肿不退怎么办

受伤后出现水肿是身体对损伤的一种自然反应，是自我保护和修复机制的一部分。然而，长时间的水肿不仅会影响生活质量，还可能是潜在健康问题的信号。如果受伤后水肿长时间不退，该怎么办？下面将详细探讨受伤后水肿的成因、常见症状、诊断方法以及有效的治疗和护理措施，帮助读者更好地应对这一问题。

▶ 什么是水肿

水肿是由于液体在身体组织中的异常积聚而引起的肿胀，通常发生在皮下组织。受伤后，身体的血液和淋巴液会流向受伤部位，导致局部肿胀。这种肿胀有助于保护受伤部位，防止进一步损伤，并且有助于修复过程，一般机体的损伤修复期为3～6个月。然而，如果水肿长期不退，可能会导致组织僵硬、疼痛和功能受限。

▶ 水肿的成因

受伤后出现水肿的原因有很多，主要包括以下几种。

（1）**炎症反应**：受伤后，身体会触发炎症反应，导致血液和淋巴液流向受伤部位。炎症反应是身体的一种保护机制，有助于清除受损细胞和组织，促进愈合。

（2）**血管通透性增加**：受伤后，血管壁的通透性增加，使更多的液体渗入到组织间隙中，导致水肿。

（3）**淋巴系统受损**：淋巴系统负责回收组织间隙中的液体并将其返回血液循环。如果淋巴系统受损或功能不全，液体就会滞留在组织中，形成水肿。

（4）**血液循环受阻**：受伤部位的血液循环受阻，导致液体积聚在组织中，形成水肿。

▶ **水肿的常见症状**

水肿的症状因受伤的部位和严重程度不同而有所差异，但常见的症状包括以下几个。

（1）**肿胀**：受伤部位明显肿胀，皮肤紧绷。

（2）**疼痛**：由于肿胀，受伤部位可能会感到疼痛或不适。

（3）**活动受限**：肿胀可能会限制受伤部位的活动能力。

（4）**皮肤变化**：受伤部位的皮肤可能会变得发红、发热或发亮。

（5）**压痕**：轻按肿胀部位后可能会留下暂时的压痕。

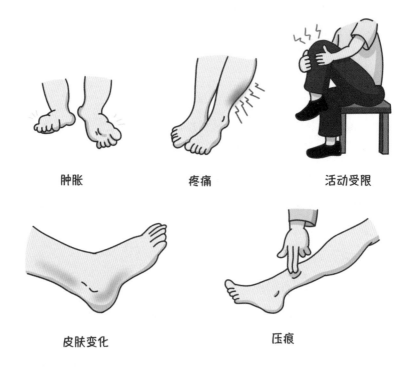

肿胀　　　　　　　疼痛　　　　　　　活动受限

皮肤变化　　　　　　　　　压痕

▶ **诊断方法**

如果受伤后水肿长时间不退，建议及时就医。医生通常会通过以下方法进行诊断。

（1）**病史采集和体格检查**：医生会详细询问受伤的经过、症状持续时间及其他相关信息，并对受伤部位进行检查。

（2）**影像学检查**：如 X 线、超声、CT 或 MRI 等影像学检查，可以帮助医生了解受伤部位的具体情况，排除骨折、血栓等其他可能病因。

（3）**血液检查：**血液检查可以帮助排除感染、炎症或其他系统性疾病。

（4）**淋巴显像：**如果怀疑淋巴系统受损，医生可能会进行淋巴显像检查，以评估淋巴系统的功能。

▶ 治疗措施

水肿的治疗方法因其成因和严重程度不同而有所不同。常见的治疗措施包括以下几种。

（1）**休息和抬高受伤部位：**休息是治疗水肿的重要措施之一。减少受伤部位的活动，可以防止进一步损伤，并有助于减轻肿胀。抬高受伤部位，使其高于心脏水平，有助于促进液体回流，减轻肿胀。

（2）**冰敷：**冰敷可以减轻肿胀和疼痛。冰敷时应每次 15～20 分钟，每天多次进行。注意，不要直接将冰块放在皮肤上，以免冻伤，可以用毛巾包裹冰袋。

（3）**压迫治疗：**使用弹性绷带或压迫衣物对受伤部位进行适度的压迫，可以帮助减少肿胀。压迫应适度，过紧可能会影响血液循环，造成其他问题。

（4）**药物治疗：**在某些情况下，医生可能会开具药物帮助控制症状。例如，抗炎药物可以减轻炎症和疼痛，利尿剂可以帮助排除体内多余的液体，抗生素可以预防或治疗感染。

（5）**物理治疗：**物理治疗可以帮助促进淋巴液和血液循环，减轻肿胀。常见的物理治疗方法包括手动淋巴引流、超声波治疗、电刺激等。

（6）**手术治疗：**在极少数情况下，如果水肿严重且持续时间长，可能需要手术治疗。如行淋巴静脉吻合术等，旨在改善淋巴液的流动和排出。

▶ 日常护理

在日常生活中，采取一些简单的护理措施可以帮助减轻水肿，促进恢复。

（1）**保持受伤部位清洁和干燥：**预防感染的发生，防止水肿恶化。

（2）**避免长时间站立或坐着**：长时间保持一个姿势可能会加重水肿，应适当活动，促进血液和淋巴液的循环。

（3）**适度运动**：适度的运动可以促进血液和淋巴液的循环，帮助减轻肿胀。

（4）**健康饮食**：保持均衡饮食，避免高盐饮食，以防止体内液体滞留。

（5）**穿戴适当的压迫衣物**：选择合适的压迫衣物，可以帮助控制水肿。

（6）**心理支持**：长期的水肿可能会给患者带来心理压力，导致焦虑、抑郁等情绪问题。患者的家人和朋友应给予患者足够的支持和关爱，帮助他们建立积极的心态。如果需要，可以寻求专业心理咨询的帮助。

▶ 预防措施

尽管无法完全避免受伤，但采取一些预防措施可以减少受伤后出现水肿的风险。

（1）**注意安全**：在日常生活和运动过程中，注意安全，避免意外受伤。

（2）**适当热身**：在进行剧烈运动前，进行适当的热身活动，可以减少受伤的风险。

（3）**穿戴保护装备**：在进行高风险运动或工作时，穿戴适当的保护装备，如护膝、护腕等。

（4）**保持良好的生活习惯**：保持健康的生活方式，增强体质，提高身体对损伤的抵抗能力。

受伤后出现水肿是一种常见的现象，但如果水肿长时间不退，应引起重视。通过正确的护理和必要的医疗干预，可以有效减轻水肿，促进身体恢复。家人和朋友应给予患者足够的支持和关爱，帮助他们建立积极的心态。如果有任何疑问或不适，及时咨询医生的建议，确保身体的健康和恢复。

希望这里能为大家提供有用的信息，帮助更好地应对受伤后水肿的问题。如果你有更多问题或需要进一步的帮助，请随时联系专业的医疗机构或医生。

（于子优）

聊聊慢性创面那些事儿

"大夫，我前段时间不小心磕伤了脚，以为过几天自己就能长好，可没想到伤口越来越大，还流脓有臭味，我该怎么办啊？""医生，我小时候烫伤长了瘢痕，可现在总有几个地方反复溃烂不收口，这是怎么回事？""我手术装的铁板露出来了，我又不要美容，为什么让我来看整形科？"经常会有不同的患者来整形外科门诊提出上述问题，其实这些都可以归结为慢性创面的症状。慢性创面，通俗地说，就是一种难以自行愈合的皮肤软组织伤口。不知作为读者的您，是否也有类似苦恼的经历呢？下面，我们就来聊一聊慢性创面的那些事儿。

▶ 什么是慢性创面

人体的表层皮肤 4～8 周就会更换一次来维护皮肤屏障的完整性。同时，当皮肤出现缺损时，人体也有一套正常的愈合机制来修复创面。多数情况下，伤口可以得到愈合。但是，在某些情况下，比如自身的愈合调节受到损害或是创面复杂情况超出自身调节修复的能力，即使经过治疗，伤口也无法闭合。一般认为在常规治疗下 1 个月以上治疗未能愈合，也无愈合趋势的创面就

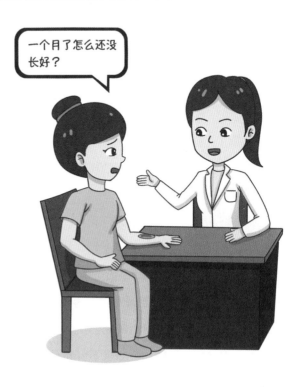

一个月了怎么还没长好？

是慢性（难愈性）创面。慢性创面是一种长期消耗性疾病，虽然大多没有生命危险，但往往会给患者的生活质量带来影响，也会给家庭带来沉重的负担。

▶ 造成慢性创面的原因有哪些

一般地说，导致慢创形成的原因（疾病）主要有以下几类。

（1）**代谢性疾病导致的慢性皮肤创口**：如人们常见到的糖尿病足、痛风结节性溃疡就是此类。事实上，糖尿病足是临床上最常见到的一种慢性创面。由于糖尿病患者往往合并局部神经异常和血管病变，尤其是四肢末梢的血液循环不良，从而导致皮肤溃疡甚至是深层组织破坏。

（2）**压力性因素导致的溃疡**：因心脑血管疾病、骨骼神经系统疾病而长期卧床的患者，由于局部组织长期受压力（或者剪切力）作用而发生持续缺血、缺氧、营养不良，从而出现皮肤的受损和溃疡。这种情况主要出现在骨骼隆突的部位或身体承重部位，如髋部、臀骶处、足跟及手肘处等。

（3）**血管源性疾病造成的溃疡**：这其中以下肢深静脉曲张所致静脉瘀滞形成的溃疡（俗称"老烂腿"）和下肢动脉阻塞（或狭窄）造成的坏死性溃疡最为常见。

（4）**因创伤、手术、放射性治疗等（医源性）因素导致的伤口不愈**：这常见于外伤（烧伤）引起的大面积皮肤软组织缺损、手术后植入性医疗器械（如钛板、钢板）外露以及因接触过量放射物照射所致的溃疡等。

（5）**其他可导致慢性创面的疾病**：如肿瘤、感染和免疫性疾病。

▶ 慢性创面的治疗策略

多数人可能会觉得，这样的疾病离自己很远。事实上，全球 1%～2% 的人口会在其一生中罹患腿部慢性创面，而全球每年新增慢性创面患者将近 1 000 万例。有数据表明，我国住院患者慢性创面发病率为 1.7‰，其中，糖尿病足溃疡占首位。在可以预见的未来，随着我国人口老龄化和疾病谱的改变，因上述各种疾病导致的慢性难愈合创面患者数量会逐年增加。如果不引起重视，不仅会给个人和家庭带来痛苦，也会给社会造成巨大的经济负担。

那么，如果自己或者家人不幸罹患了慢性创面，该怎么办？不少患者来门诊求诊时十分焦虑，心理负担很重，其实大可不必如此。虽然慢性创面的发病机制复杂，病程很长，随着我们对疾病原因认识的不断深入和医

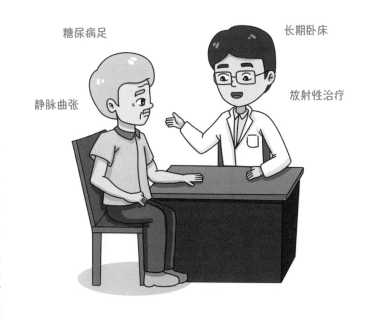

糖尿病足　　长期卧床

静脉曲张　　放射性治疗

疗技术手段的逐步提高，通过合理的选择多学科综合治疗，完全可以治愈绝大多数慢性创面，或者即使不能完全治愈，也可以极大地提高患者患病后的生活质量。这些综合的治疗手段包括创面的保守换药治疗、全身营养的支持和积极针对基础疾病的治疗以及创面修复手术、物理疗法（如高压氧）等辅助治疗。由此可见，慢性创面的治疗策略和早期（急性）创面是不相同的。现代慢性创面治疗遵循一种称之为"TIME"的模式，即创面组织处理（tissue management，T）、炎症和感染的控制（inflammation and infection control，I）、湿度平衡（moisture balance，M），以及创缘处理（edge of wound managemend，E）。简单地说，我们可以将对慢性创面的治疗理解为局部治疗和全身治疗2种。

▶ 慢性创面的局部治疗

慢性创面的治疗是建立在创面湿性愈合理论的基础之上。这其实很好理解，因为湿性环境有利于正常细胞的生理活动和新陈代谢，从而促进创面愈合。这与祖国传统医学治疗"痈疽溃疡"所提出的"活血化瘀、祛腐生肌"等理论是统一的。

1. 清创

慢性创面往往合并细菌的定植，甚至是细菌膜的形成。因此对于此类创面的治疗要点不是用什么药，而是怎么洗，要充分引流渗液和细菌，从而降低创面细菌的数量，达到清洁创面的目的。窦道的冲洗须从里往外冲，过氧化氢溶液冲洗效果更佳，因为可使用过氧化氢溶液的泡沫，把碘伏（一种清创用消毒剂）带到更深层的组织里去发挥作用。使用沐浴露配合清水流动的冲洗，引流效果更好；利用毛细血管的通透性作用采用浸泡、湿敷等方法促使液体流动，可以把创面上的细菌尽可能地引流到体外。此外，充分机械清创也是必要的，可以用像刮勺刮、转棉签、纱布蹭这样的方法去清除创面上的坏死组织及异物（如干痂、线结等，因为这些都是细菌的庇护所）。

2. 换药、手术

治疗慢性创面的一个主要目的就是变慢性创面为急性创面，再次激活或重启自身的愈合机制。合适的换药频率，就像是在与细菌的增殖赛跑，使细菌无法在创面上继续繁殖扩增。待到创面感染得到有效控制，同时全身情况又符合手术条件，则首选手术治疗。手术治疗是消灭创面的最直接有效的手段。对于较小的创面，可以根据分泌物的量和黏稠程度判断感染情况，采用诸如直接缝合或者拉拢缝合的方式关闭创面。对于深在的管道样创面（医学上称之为窦道）必要时需切开窦道对口引流来促进愈合。当然，手术治疗存在一定的创伤和风险，特别是对于那些需要通过切取自身组织移植来修复创面的手术，在手术前应由专业医生对由此产生的功能和外观的影响予以估计和权衡，并与患者进行充分的沟通。

3. 创面用药及敷料的选择

局部用药和合适的敷料覆盖也是治疗慢性创面很重要的一环。清创后外敷一段时间外用生长因子往往可以起到良好的效果。对于迁延不愈的伤口，也可以尝试使用激素类药膏。以京万红软膏（主要成分包括地榆、当归、紫草等）等为代表的中药可以促进免疫细胞趋化，实现创面自身的清创，也对慢性创面有良好的治疗效果。对于创面选择什么样的敷料覆盖，大多数人还不甚了解。其实，敷料的主要作用还是引流，在清创后持续地将渗液、细菌吸收到敷料上，通过更换敷料实现清创的作用。简单地说，如创面渗出液较多而稀，应选择泡沫敷料；如果渗出少而黏稠则应选择油性敷料。敷料覆盖创面后，需要有适度的加压包扎，敷料和创面接触越充分，引流效果越好。对于空腔及窦道样的创面，应将敷料充分填塞，使敷料接触到每一处内壁，才能达到有效引流的目的。或者对于此类创面也可以使用微动力负压引流，为避免引流材料被污染，需定期更换。

4. 辅助治疗

在慢性创面治疗的过程中，采用一些辅助手段，往往也可以取得良好的效果。例如局部高压氧、超声波、红外线热疗、点阵激光重新启动创面的修复程序，以及按摩加强局部体液循环等。

▶ 慢性创面的全身治疗

全身治疗包括积极治疗原发疾病，改善全身营养状态和免疫功能等。其目的有以下几个方面。

（1）**增加局部血供**：其中包含控制血糖、血压、血脂，改善微循环。例如，口服扩血管药物（如贝前列素钠、地奥司明片、丹参）、置入血管扩张支架、脊髓电刺激术扩张下肢小动脉、胫骨横向骨搬移手术等。

（2）**避免局部充血或缺血**：如在下地走路的时候佩戴弹力绷带、患肢制动抬高避免负重、戒烟戒酒。

（3）**药物支持治疗**：疼痛会引起血管收缩，及时使用镇痛药物；促进机体组织合成代谢，使用生长激素控制；免疫抑制剂和激素等药物的全身使用；急性期使用抗生素等。

（4）**其他**：保持心情愉快，加强营养。

▶ 慢性创面的预防

通过上述介绍，大家可能对慢性创面的发生发展以及如何应对有了一个基本的了解。事实上，对于慢性创面的治疗，许多人往往会忽略一个很重要的因素，那就是预防。"预防胜于治疗"。在生活中预防慢性创面的发生，往往比治疗本身更直接有效。例如，糖尿病患者应积极控制好血糖，遇到小伤口应及时就医；下肢静脉曲张的患者应坚持穿戴弹力袜；长期卧床的患者应定时翻身或使用气垫床等。我们主张患者及其家属要加强对慢性创面相关疾病知识的学习，发现问题，及时就医，积极治疗，将会大有裨益。

最后，相信随着各类新型敷料的研发，各种促进生长、控制感染、改善血液循环等新药的研制以及新技术疗法的出现，对慢性创面的治疗，我们以湿性愈合理论为依据，以 TIME 模式为指导，明确病因，精准评估，预防为主，一定能让慢性难愈性创面的患者迎来崭新的希望。

（戴心怡　郭　兵　倪　涛）

慢性创面治疗新进展：
干细胞与细胞外囊泡疗法

慢性创面是一种常见但棘手的医疗问题，影响着全球数百万人的生活质量。下面将为您介绍慢性创面的基本概念，以及最新的治疗方法，特别是干细胞和细胞外囊泡疗法。

▶ 什么是慢性创面

慢性创面是一种持续存在、难以愈合的伤口，通常定义为在 6～8 周内无法完成正常愈合过程的伤口。这类创面不仅是一个局部问题，更是全身健康状况的反映。

慢性创面通常具有以下特征。

（1）**持续性炎症**：慢性创面往往处于持续的炎症状态，阻碍了正常的愈合过程。

（2）**细胞功能障碍**：伤口区域的细胞可能出现增殖和迁移能力下降的情况。

（3）**血管生成受阻**：新血管形成不足，影响组织修复所需的氧气和营养供应。

（4）**细胞外基质异常**：过度的蛋白酶活性可能导致细胞外基质降解。

▶ 常见类型和原因

（1）**糖尿病足溃疡**：由糖尿病引起的周围神经病变和血管病变，可能导致严重并发症，如截肢。

（2）**静脉性腿溃疡**：由静脉功能不全引起，常见于下肢，特别是小腿内侧。

（3）**压疮**：由持续压力或摩擦造成，常见于长期卧床或轮椅使用者。

（4）**动脉性溃疡**：由外周动脉疾病引起，常伴有严重疼痛。

▶ 传统治疗方法

传统的慢性创面治疗方法包括以下几个。

（1）**清创**：去除坏死组织。

（2）**伤口护理**：定期更换敷料，保持伤口清洁。

（3）**压力减轻**：减少伤口受压。

（4）**感染控制**：使用抗生素。

（5）**营养支持**：确保患者获得足够的营养。

然而，这些方法对于某些顽固性慢性创面可能效果有限。因此，临床工作者一直在寻找更有效的治疗方法。

▶ 干细胞治疗

干细胞治疗是一种新兴的慢性创面治疗方法。干细胞具有自我更新和分化为多种细胞类型的能力，这使它们成为组织修复的理想材料。

干细胞治疗通常具有以下优势。

（1）**促进血管生成**：改善伤口血供。

（2）**调节炎症反应**：减少过度炎症。

（3）**分泌生长因子**：刺激组织再生。

（4）**分化为多种细胞类型**：直接参与组织修复。

常用的干细胞类型包括

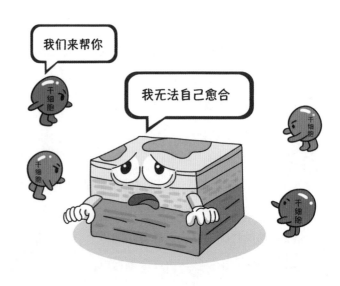

我们来帮你

我无法自己愈合

间充质干细胞（MSCs）和脂肪干细胞（ADSCs）。这些细胞可以通过局部注射或与生物材料结合使用。

▶ 细胞外囊泡疗法

细胞外囊泡（EV），俗称外泌体，是由各种类型细胞分泌的微小囊泡（30～150 nm），是协调细胞间通讯的重要媒介。近年来，EV 在再生医学领域，尤其是慢性创面治疗中，展现出巨大潜力。

EV 具有以下特性。

（1）**生物组成**：包含蛋白质、脂质、核酸（mRNA，miRNA）等生物活性分子。

（2）**细胞趋向性**：能够靶向特定细胞类型。

（3）**生物相容性**：由于源自细胞，具有良好的生物相容性。

（4）**稳定性**：具有脂质双层膜结构，保护其内容物免受降解。

EV 在慢性创面治疗中能够发挥作用机制，协调创面愈合的各步骤，促进慢性创面愈合。包括：① 促进血管生成：EV 能够携带血管内皮生长因子（VEGF）等促血管生成因子，刺激内皮细胞增殖和迁移；② 调节炎症反应：EV 能够调节巨噬细胞的极化，促进抗炎 M2 型巨噬细胞的产生，降低炎症因子（如 TNF-α、IL-1β）的表达；③ 促进细胞增殖和迁移：EV 能够携带生长因子（如 EGF、FGF）刺激成纤维细胞和角质形成细胞的增殖，促进细胞迁移，加速伤口覆盖；④ 调节细胞外基质重塑：EV 能够调节基质金属蛋白酶（MMPs）和组织金属蛋白酶抑制剂（TIMPs）的平衡，促进胶原蛋白和弹性蛋白的合成；⑤ 抗氧化和抗凋亡作用：EV 携带抗氧化酶，如超氧化物歧化酶（SOD），调节细胞凋亡相关基因的表达。

EV 治疗具有许多优势。与干细胞治疗相比，EV 能够降低免疫排斥和肿瘤形成风险，在保存和运输方面，EV 可以制成冻干或凝胶制剂保存，提高了临床应用的便利性。此外，还可通过基因工程或药物装载增强 EV 的特定功能，在未来应用中具有广泛前景。

EV 在慢性创面治疗中，可以通过局部注射直接使用，或者将 EV 与水凝胶、纳米纤维等生物材料结合应用。目前，临床上最安全的 EV 疗法是从自体组织中获取 EV，与水凝胶混合后外用于慢性创面。不仅可以避免细胞培养造成的污染，还能够节约时间，降低成本，最大限度地发挥 EV 的疗效。

▶ 未来展望

虽然干细胞和 EV 疗法在慢性创面治疗中显示出巨大潜力，但仍需要更多的临床研究来验证其长期效果和安全性。未来，这些新兴疗法可能与传统治疗方法结合，为慢性创面患者提供更好的治疗选择。

随着研究的深入，我们有望开发出更精准、个性化的慢性创面治疗方案，从而提高治愈率，改善患者的生活质量。

（潘楚乔　刘　凯）

额头上一个小伤口
引发的故事

一个周六下午，小芳在舞蹈培训班门外等待学跳舞的女儿贝贝下课。然而还没到下课时间，工作人员慌忙跑出来告诉小芳，贝贝练舞时不小心摔倒了，磕破了额头。小芳赶忙跟着老师跑进舞蹈室，看到老师正拿着毛巾帮贝贝捂着脑袋，贝贝大哭着，毛巾上沾满了血。小芳吓坏了，手足无措地抱过孩子，急得直流眼泪。一旁的工作人员提议赶紧打120叫救护车，但另一个家长却说，附近差不多一个路口的距离就有一家二级医院，孩子如果能走路，5分钟就可以到那边急诊就诊，等救护车反而耽误时间。小芳这才回过神来，问了问孩子的情况："贝贝，除了头上伤口疼，还有哪里不舒服吗？妈妈扶着你，能站得住吗？"贝贝小声说："妈妈我害怕，好多血，但是我的腿没受伤，能走路。"

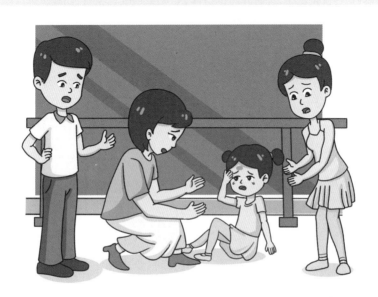

▶ 正确选择去整形外科

小芳便带着孩子来到了附近的二级医院，顺利挂上了急诊的号，很快见到了医生。原以为见到了医生一切都可以安心了，谁知医生在检查了伤口后却皱起了眉头："孩子妈妈，您来看一下，这个伤得比较深，已经快到骨头表面了，需要缝合，如果在我们医院进行普通外科缝合的话，瘢痕会非常明显，建议您去有整形外科的三甲医院治疗。"小芳看着贝贝额头上清理过的伤口，那个裂开口子颜色鲜红，像蚕豆一般的大小，如果真的留下明显的瘢痕，岂不是一辈子都要和它做伴了？贝贝才7岁，这么漂亮可爱的小姑娘，一定要用最好的方式来治疗。小芳问医生："您说的问题我理解了，那您知道哪家医院的整形外科适合我们吗？"医生为贝贝消毒并简单包扎了伤口，又告知小芳，X医院的整形外科开设有24小时急诊，可以去就诊，不过在去之前要先完成颅脑CT和破伤风抗毒素的注射，以排除脑出血的可能并预防破伤风感染。小芳又急着问："时间会不会太久，会影响伤口缝合吗？"医生笑着安慰她说："不用急，小朋友的伤口我已经消毒过，血也基本止住了，她在受伤后12小时内去做整形缝合都是可以的。"

做完CT并注射了破伤风抗毒素后，天已经黑了，小芳带着女儿立刻马不停蹄地赶到了X医院。然而进了急诊科，小芳才发现这里与二级医院的环境全然不同，到处都挤满了人。在整形外科诊室外排了一条长长的队伍，有脸上贴着纱布的年轻姑娘，有用毛巾包着手指的中年男人，还有和贝贝一样额头缠着绷带的小朋友，甚至还有抱在怀里正在喝奶的婴儿。要不是之前的医生告诉她12小时内都可以缝合，小芳今天可能要第二次急哭了。

▶ 整形缝合是什么样的

排队2个多小时后已经是晚上8时，终于见到了医生。这是位年轻的女医生，她用疲惫但是依然耐心的语气询问了贝贝受伤的情况以及之前在二级医院治疗的经过。在得知伤口已经消毒、注射了破伤风抗毒素且颅脑CT未见异常之后，女医生安慰小芳说："不用太担心，孩子虽然受了伤，但所幸只是皮外伤，而且伤口还算整齐，我会用整形缝合的方法帮孩子处理好伤口，等孩子伤口拆完线，再配合激光治疗，瘢痕不会太明显的。"小芳问："整形缝合是什么样的？会像肚子上开刀那样有明显的针脚吗？另外，我以前听人说，整形缝合好像不用拆线，就像剖宫产那样，怎么医生您说还要拆线呢！"医生继续为小芳做了耐心的解释："整形的缝合是有很多复杂讲究的，和普外科腹部手术的缝合方法是不一样的，简而言之，除了用的线要细很多以外，缝合的痕迹也更不明显，所以是基本看不到针脚的。而你所说关于拆线的问题，整形缝合更推荐使用不可吸收线缝皮肤，因为可吸收的线虽然免去了拆线的麻烦，但刺激性更强，更容易引起瘢痕增生，这样解释你能理解了吗？"小芳点点头。医生接着问："小朋友几岁啦？平时打针会害怕吗？"这时贝贝自己骄傲的说："阿姨，我7岁啦，不怕打针，我最勇敢了，跳舞压腿都不怕疼的。但是缝针是不是比打针更疼呀？"医生满意的笑着说："那太好了，一会儿阿姨给你额头这里打一点点麻药，和你平时打针差不多，就疼一下下，然后我们缝针就一点都不疼了，这个叫局部麻醉。整个手术过程你是清醒的，当然，如果觉得困了，也可以闭着眼睛休息，只不过呀不能乱动，手也不可以乱抓东西，能做到吗？"贝贝点点头。

▶ 术后护理与恢复

在办完术前手续后，医生带着贝贝进了手术室。手术持续了大概20分钟，非常顺利，贝贝的额头包扎了新的纱布。医生又向小芳交代了未来几天的注意事项，包括如何给伤口消毒，吃哪些口服药，什么时候拆线等。小芳突然想医生之前提到的激光治疗，便又问了问。医生说，拆完线后根据伤口恢复情况可以选择瘢痕激光疗法，一般要做好几次，两次间隔1～3个月不等。小芳点点头，表示等拆线之后来找医生复诊评估后再接受后续治疗。

从急诊大厅出来已经是深夜了，马路上已经没有了行人，经历了这心惊胆战的几小时，小芳和女儿终于可以松一口气了。没想到额头上一个小小的伤口竟然有这么多知识。

（梁　筱）

跑步机之祸：儿童手部热压伤后手指歪了怎么办

在全民健身的热潮下，跑步机因其方便可控、多功能、经济适用的优点，成为有氧运动的主流设备之一，逐步在全球被推广和普及。儿童因其旺盛的好奇心，在缺乏家长监管的条件下，容易在跑步机的使用上发生热压伤，此类情况可类比行李传送带，损伤部位常见于手及前臂。但由于幼儿发育的特性，损伤修复过程中形成的瘢痕容易在后期发生因软组织弹性和骨关节生长速度不匹配，导致关节畸形，活动受限，乃至指甲畸形。故儿童热压伤后手指的形态及功能随访尤为重要，必要时需要功能整复手术介入。

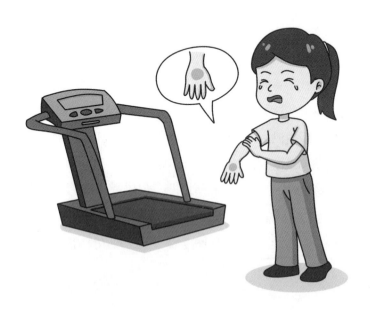

▶ 临床损伤的特点

热压伤属于复合伤，有热力＋机械挤压力的双重作用。热压伤伤情的严重程度，主要取决于温度的高低、压力的大小和持续时间的长短。

创面特征：皮肤在热力的作用下，出现水疱焦痂，疼痛难忍，复合压力，形成撕脱伤，往往创面小而深，伴发肌腱、神经、血管、骨与关节的损伤，致畸率高。

▶ 面临的挑战：年龄和发育的影响

由于幼时损伤后形成的瘢痕，软组织弹性与儿童骨关节的生长发育速度不匹配，手的解剖结构复杂，瘢痕挛缩容易对手的外观形态和功能发育产生影响，致畸率较高。

幼儿年龄小，一旦发生损伤，临床观察周期长，家长往往重视早期急诊处理，对后期随访关注度不足，缺乏长期的功能跟踪，导致后期需要整形手术的概率相对高。

▶ 统计学国内外对比

美国每年有超过 5 000 例儿童使用家用跑步机发生相关损伤，其中热压伤较为常见，好发年龄为 2～4 岁，国内将其归于烧伤，对其分类统计报道较少。儿童热压伤，手背及手指为最常见部位，因为他们较小且容易伸入跑步机的危险区域，比如保护盖与履带之间的缝隙等，而儿童的皮肤软组织更薄，伤害较成年人更严重。

▶ 缺乏社会关注

社会关注度不高，损伤本身需要长期的临床跟踪，家长缺乏警惕性、不了解瘢痕容易诱发后续骨关节功能发育及形态畸形的问题。但随着家用跑步机的普及，其所带来的安全问题以及儿童热压伤这个特殊类型所带来的高致畸率将会引起大家更多的关注。

▶ 临床治疗的原则

（1）**早期规范治疗**：规范换药和抗菌治疗是关键，防止感染，为组织愈合创造条件。

（2）**皮片覆盖和组织修复**：外科手术如皮片移植用于大面积组织缺损，确保创面愈合。

（3）**积极的抗瘢痕措施**：创面愈合后，采取积极的抗瘢痕措施，减少瘢痕形成，保持组织功能。

（4）**主动康复与物理因子辅助**：倡导主动康复为主，辅以物理因子治疗，坚持静态矫正器维持，降低二次手术的概率，促进功能恢复。

▶ 长期管理与手术干预

（1）**长期跟踪观察**：儿童生长发育的特性决定了即使是在早期处理无明显功能受限的情况下，仍需要长期跟踪随访。发现问题并预判，及时纠正。

（2）**手术时机与干预**：注重预防，在随访过程中早期发现，及时干预。

发现瘢痕影响骨关节、指甲功能发育时，适时进行瘢痕松解植皮帮助补充软组织容量，必要时行关节矫正手术纠正骨关节异常力线，帮助骨关节及韧带等软组织回到正常的发育状态。

跑步机儿童热压伤是一个需要家庭、社会共同关注的问题，通过提高大众对这一安全问题的认识，加强家庭中的安全措施，以及对儿童进行适当的安全教育，可以有效减少这类伤害的发生；同时，通过对此类伤害的医疗知识普及，可提高家属对损伤发生后形成的瘢痕对骨关节生长发育影响的认知，加强门诊随访，降低致畸率。

（李　馨）

正确认识淋巴水肿
及其早期预防

　　您是否曾注意到，有些肿瘤患者术后的手臂或腿部看起来稍微肿胀些？或者，您是否听说过术后患者会因为这种肿胀而感到不适？这些都可能是淋巴水肿的初期症状。淋巴水肿是因为外部因素或自身因素引起的淋巴管输送功能障碍而造成的渐进性发展的疾病，多发生在肢体，早期以水肿为主，晚期以组织纤维化、脂肪沉积和炎症等增生性病变为特征。我们常见到多"大象腿""麒麟臂"等现象为继发性淋巴水肿，通常出现在接受癌症治疗后的患者中。下面将向您介绍淋巴水肿和如何通过早期预防措施减少继发性淋巴水肿的发生。

▶ 淋巴水肿的发病率

　　根据 WHO 的统计，淋巴水肿在常见疾病中排第 11 位，全世界患病人数约达 2.5亿。淋巴水肿分为原发性和继发性两大类。世界范围内丝虫病是继发性淋巴水肿的主要病因，患病人数近亿，主要聚集在非洲和东南亚。在全球其他地区慢性淋巴水肿的患病人数估计为 0.13%～2%，其中肿瘤治疗后的继发性淋巴水肿约占一半。乳腺癌生存者中 15%～30% 发生继发性上肢淋巴水肿。妇科癌症患者治疗后 28%～47% 发生继发性下肢淋巴水肿。其余 1/2 的患者包括原发性淋巴水肿、静脉功能不全引起的淋巴水肿、外伤后淋巴水肿及全身其他因素累及淋巴系统后的水肿。

▶ 什么是淋巴水肿

　　淋巴水肿的定义：因外部或自身因素引起的淋巴管输送功能障碍造成的渐进性发展

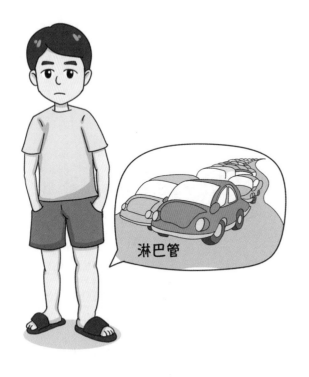

淋巴管

的疾病，早期以水肿为主，晚期以组织纤维化、脂肪沉积和炎症等增生性病变为特征。通俗地说，就是淋巴液因各种原因导致回流困难后，积聚在身体对应部位，表现出局部水肿，继而发生组织变硬（纤维化）变粗（脂肪堆积）的现象，我们称为淋巴水肿。想象一下，身体里的淋巴液就像是街道上的车流。当道路上出现障碍时，车辆会堵塞，交通会变慢甚至停滞。同样地，淋巴液在经过淋巴系统时，如果遇到阻塞或扰动，就会在组织中积聚，导致部位肿胀。

淋巴水肿目前还不可治愈。如果治疗及时，护理得当，淋巴水肿可以得到缓解。如果因为忽视未去医院治疗，淋巴水肿可以造成严重后果。淋巴水肿一旦发生，富含大分子的水肿液滞留在组织中，组织会逐渐变硬，纤维组织和脂肪不断沉积增生，患病的肢体或器官增大增粗，变得沉重。伴随淋巴水肿的还有发作越来越频繁的淋巴管和周围组织炎症，又称丹毒和蜂窝织炎。每一次感染都会加重水肿，由此形成恶性循环。

▶ 哪些群体需要重点关注淋巴水肿

1. 恶性肿瘤根治术后

常见的女性恶性肿瘤如乳腺癌、子宫颈癌、子宫内膜癌、卵巢，男性恶性肿瘤中的前列腺癌、膀胱癌、会阴部癌，经过淋巴结清扫根治术及放射治疗后的患者。有5%～30%会发生上肢或下肢继发性淋巴水肿。

2. 有淋巴水肿家族遗传史

家族中有发生过原发性淋巴水肿者需要对本病提高警惕，一旦发生局部的水肿，要尽早就医，争取早确诊、早治疗。

3. 反复发生淋巴管和淋巴结炎症

反复发作的淋巴管和淋巴结炎症会造成淋巴管和淋巴结的结构破坏，阻碍淋巴液回流。有相关病史的患者不仅要尽早治疗淋巴管和淋巴结炎症，还需重视诱发因素的治疗，如足癣（脚气）、足部破损等。

4. 静脉曲张和瓣膜关闭功能不全、大隐静脉曲张术后

静脉系统和淋巴系统在结构和功能方面有许多相似之处，而且淋巴管和静脉之间还有交通支。因此，当静脉系统出现异常时很容易波及同侧的淋巴循环，引起淋巴管功能不全和淋巴水肿。此外，静脉的手术有时会误伤集合淋巴管导致淋巴水肿的出现。

5. 淋巴结摘除术、下肢软组织损伤的患者

淋巴结摘除后造成淋巴循环通路的缺损，如被切断的淋巴管未能再生，会形成永久性淋巴水肿。对于淋巴结肿块的切除应非常慎重，尤其是腹股沟淋巴结。大面积的下肢软组织撕裂和挫伤会导致浅表集合淋巴管受损，从而导致受伤远端淋巴回流受阻形成淋巴水肿。

▶ **癌症术后为何容易引发淋巴水肿**

癌症术后，患者常接受淋巴结清扫手术、放疗和化疗等治疗，这些过程可能会干扰淋巴系统的正常功能，且手术后淋巴系统多数处于代偿状态，肢

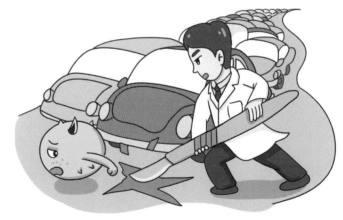

淋巴管

体劳累、感染和损伤等因素造成已经超负荷的淋巴系统失去代偿功能或崩溃，导致淋巴水肿。就像清理街道时可能会损坏道路或阻塞道路一样，治疗过程中对淋巴系统的干预可能导致淋巴液在身体中不畅通，从而造成水肿。

▶ 如何做到早期预防

1. 上肢淋巴水肿的预防措施

（1）注意保护上肢功能： 避免长时间保持同一姿势，尤其是手臂或腿部。类似于长时间在同一地方停留可能会导致交通拥堵一样，长时间固定姿势可能会阻碍淋巴液的流动，增加水肿的风险。避免用手术侧肢体拎重物；避免做剧烈的体育锻炼；避免用患病侧上肢做重复性的劳动，如拖地板、搓衣物、切菜；长途旅行建议佩戴弹性手臂套。

（2）避免受伤： 尽可能减少受伤和手术部位的压力，如避免在患侧作静脉注射；避免在患侧测血压，因为任何形式的伤害或压迫都可能导致淋巴液的积聚，类似于道路上的事故可能会导致交通堵塞一样，受伤会影响淋巴液的正常流动。避免暴露在严寒和酷暑中；避免穿着过紧的内衣、外衣，过紧的手表、首饰；保护患侧上肢的皮肤和指甲，避免蚊虫叮咬、刀割伤、刺伤等。

（3）其他： 提高机体抵抗力，避免过度疲劳；一旦发生水肿立即到专科医疗机构就医；一旦发生皮肤感染立即就医，尽早使用抗生素；均衡饮食，保持适中的体重。

2. 下肢淋巴水肿的预防措施

1）提高机体抵抗力，避免过度疲劳。

2）积极治疗足癣，减少感染并发症。

3）勤修剪指甲，避免甲沟炎。

4）避免长久坐姿，建议长坐时间段站立行走。

5）坐飞机长途旅行时建议穿着弹力裤袜。

6）有静脉曲张功能不全病史者应长期穿着弹力袜。

7）一旦发生丹毒等皮肤感染立即就医，尽早使用抗生素控制。

8）关注肢体皮肤的护理，保持皮肤清洁，常换鞋袜，使用护肤用品，防干燥。

9）长途行走和攀爬时建议穿着弹性裤袜，避免在没有穿着弹力袜或绷带的情况下做剧烈或长时间的运动。

10）关注下肢是否有水肿，一旦发现应立即去淋巴水肿专科门诊就诊。

11）避免穿过紧的鞋子。

▶ 预防胜于治疗

通过以上简单的生活习惯和注意事项，我们可以在不太费力的情况下，帮助身体更好地处理治疗后可能出现的淋巴水肿问题。这就像我们平时会注意保持交通顺畅一样，保持身体淋巴系统的畅通流动，可以有效减少淋巴水肿的发生率，让身体更健康地恢复和生活。

通过这些介绍，我们希望为你提供了关于淋巴水肿早期预防的简单指南。如果你或你身边的亲人面临类似问题，请及时咨询医疗专业人士，以获取更进一步的帮助和指导。

（王守宝　房　圆）

"皮匠"手中的扩张器

皮肤扩张器的工作原理与使用指南

关于皮脂腺囊肿的一切

这"泼天的富贵"您是否接得住

儿童可以做磁共振检查吗，需要注意什么

……

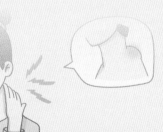

"皮匠"手中的扩张器

体表肿物是临床上常见的一种疾病，往往通过手术切除的方式来治疗，肿物的切除本身并不复杂，手术的难点在于处理切除后出现的皮肤软组织缺损。整复外科医生作为医生中的"皮匠"，有植皮、局部皮瓣转移、远处皮瓣移植等多种武器来应对皮肤缺损，但这些方法提供的皮肤面积有限，并且美观程度可能会受到影响。大面积的体表肿物被切除后，往往会带来巨大的皮肤软组织缺损，这时就需要用到一种秘密武器——扩张器。

▶ 扩张器的基本介绍

扩张器，这个听起来有些科技感的名字，实际上是一种精巧的医疗设备，它的主要作用是通过物理手段促使皮肤"生长"出新的部分。这种设备可以植入皮下，通过向其中注入液体，逐渐扩张皮肤，从而为肿物切除后的皮肤缺损提供足够的自体皮肤进行修复。

在扩张过程中，可以通过选择不同大小的扩张器和控制注水量来取得合适面积的

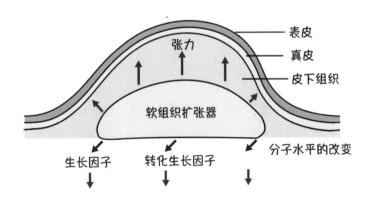

皮肤，而且这种技术获得的皮肤，与周围皮肤色泽、质地和弹性相匹配，可以避免传统植皮手术带来的色差和质感差异。

▶ 扩张器治疗的治疗过程

扩张器治疗的过程大致可以分为四步。

第一步，扩张器植入。医生根据患者的情况，设计植入扩张器的大小、形状、数量以及位置，再根据设计的方案进行手术植入。

第二步，注水扩张。向扩张器内注入生理盐水，就像是在吹气球，让皮肤慢慢扩张，为之后的手术做好准备。这个阶段需要患者定期回访医院进行注水，并进行适当的护理。

第三步，利用新增的皮肤组织进行修复手术。在这一过程中，医生将肿物切除并且将扩张器取出，随后利用新生成的皮肤来修复那些有皮肤组织缺损的部位。有时为了使皮瓣更好地存活，会留下一部分组织等待下一次手术修整。这个阶段是整个治疗过程中最为关键的一步，需要医生具有高超的技术和丰富的经验。

第四步，手术后的进一步修整。除了上一阶段留下了组织等待再次修复的患者，这一阶段不是每个人都需要的，但对于那些追求完美的患者来说，这是一个额外的选择。这个阶段可能包括瘢痕的最小化、皮肤的进一步塑形等，以确保最终效果尽可能自然和美观。

具体的治疗时间也因为患者在每个阶段的耗时不同而不同，一般地说，耗时在半年到 1 年。

▶ 扩张器的优势及应用

扩张器治疗的最大优势在于它的自然性和适应性。它不仅能够提供与周围皮肤色泽、质地和弹性相匹配的新皮肤，而且避免了传统植皮手术带来的色差和质感差异，使得治疗后的美观性大大提升。

这种技术特别适用于那些因为疾病或意外导致皮肤缺损的患者，比如前文提到的

大面积体表肿物，还有如烧伤、瘢痕、
肿瘤切除后的皮肤修复，甚至是器官再
造，如耳、鼻的重建。除了可以用于头
面部、乳房等部位，还可以与传统的皮
瓣移植技术相结合，提高修复效果，减
少供区的畸形。

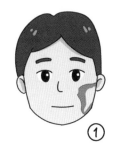
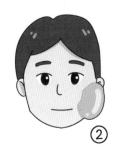

▶ 扩张器的缺点及并发症

扩张器治疗也并非完美无缺。首
先，这个过程需要分阶段进行，治疗周
期较长，并且需要多次手术，在时间和
经济上可能会带来一定的负担。其次，
在扩张器植入的过程中，患者生活可能

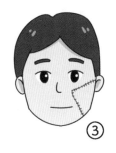
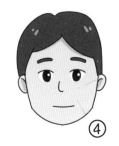

会有诸多不适，如扩张器带来的疼痛、紧绷感或压力感，并且扩张器会导致手术区域
的隆起，影响患者的外观。此外，手术对供区的皮肤质量和感觉可能产生一定的影
响。

在扩张器治疗的不同阶段中，也可能出现不同的并发症。在扩张器植入以及扩
张器注水的阶段，可能出现出血和血肿、感染、扩张器外露、皮肤坏死以及疼痛和不
适等短期并发症。在进行修复手术之后，可能出现扩张皮肤回缩、慢性疼痛、感觉异
常、瘢痕形成以及毛发脱失等长期并发症。

扩张器治疗作为一种可以提供大量高质量皮瓣的秘密武器，在整形外科领域中扮
演着重要的角色。它不仅为患者提供了一种更为自然和美观的修复选择，而且随着技
术的进步和经验的积累，其安全性和有效性正在不断提高。

然而，我们必须正视扩张器治疗的局限性和风险，包括短期和长期并发症。通过
不断的研究和实践，我们期待能够进一步降低这些风险，提高治疗的成功率。

随着生物技术、纳米技术和人工智能等领域的发展，未来扩张器的发展可能

会包括更安全的材料、更精确的注水控制系统，以及更个性化的治疗计划。这将为患者带来更加舒适和高效的治疗体验，同时也为医生提供更加精准和便捷的治疗工具。

目前来说，扩张器仍是治疗大面积体表肿物患者十分有效的秘密武器，对于没有感染、凝血功能障碍以及严重内科疾病等禁忌证的患者来说是一个很好的选择。

（姜　语　刘　凯）

扩张器的前世今生

　　1957 年，美国医生诺伊曼接诊了一名患者，这位 52 岁男患者的耳朵在 15 年前因为外伤，失去了右耳的上 2/3 部分。仅剩下 1/3 的右耳让这位患者很是困扰。Neumann 医生想要通过皮瓣移植技术来帮助他进行耳朵的修补。但是，去哪里找新的组织进行填补呢？

▶ 皮瓣移植遇到的困难

　　可以用来移植的皮瓣区域的主流选项有三种，分别是游离皮瓣、带蒂皮瓣和邻近皮瓣。当时游离皮瓣技术尚不成熟，带蒂皮瓣难以找到合适的颜色和质地，邻近皮瓣又常常缺乏足够的皮肤量。耳朵恰巧是难找皮瓣来源的部位。

　　诺伊曼医生思考着：如果难以寻找的话，是否可以就近"创造"一些呢？

　　他想到之前看到的体表肿块外部包裹的皮肤。疝气患者突出体表的皮肤。青春期女性胸部发育变大且后续体积保持良好的现象，以及在缅甸（Burma）的巴东邦（Paduang）女性会通过在脖子上套很多个金属线圈来使脖子看起来更修长的风俗。

　　这一切现象都说明了人的皮肤是有一定扩张可能性的，这种可能性也许可以运用到临床创造一些皮肤组织来使用。

　　诺伊曼医生想要尝试为这位耳朵缺损的患者创造一些邻近皮瓣。

▶ 第一次尝试

　　他通过第一次手术在患者右耳上方的缺失部位的头部皮肤通过手术埋植了一枚有弹性的可以填充的橡胶气球。通过后续向橡皮球内注射空气并用活塞封闭的方式，慢慢地让橡皮球顶起的皮肤"大包"越变越大。

经过了大约 2 个月，头上这个"大包"的面积相较于刚刚放进去时已经整整扩大了一倍，从约 32 平方厘米变为了约 78 平方厘米。

第二次手术，诺伊曼医生先取用了一些患者自身的肋软骨雕刻成 C 形为后续搭建耳郭的形状备用。接着在患者的耳后部位进行切口，先把橡皮球拿出，然后放入准备好的软骨移植物，最后用扩增的皮肤对软骨移植物进行包裹。

第二次术后 2 个月，扩张出的皮肤已经很好地包裹在人造软骨耳郭的外侧且没有出现排异反应。后续又进行了第三次小手术，采用 Z 字形切口，使上部人造耳郭和患者原本剩余的下 1/3 耳朵进行形状融合，使形态更流畅。后续又观测了 4 个月，患者的一切情况良好。

1957 年，这位 52 岁的男士在经过 15 年的耳部缺失后，终于获得了一个相对完整的右耳。

这便是世界上第 1 例皮肤扩张器诞生的故事。

▶ 皮肤扩张器的发展

后来，扩张器又经历了多年的发展。1976 年，拉多万发明了硅胶软组织扩张器。1982 年，拉多万报道采用扩张的硅胶假体进行乳房再造 58 例。1985 年，张涤生院士从美国引进了 10 个组织扩张器，用于 20 多位患者，对治疗烧伤后秃发的效果良好，扩张器技术由此进入中国。此后，该技术开始向全国推广，进而促成国产组织扩张器的生产。

▶ 应用儿童扩张器的注意事项

在以前很长一段时间内，皮肤软组织扩张术（简称皮肤扩张术）在儿童中是禁忌使用的，因为皮肤扩张术的治疗周期较长、治疗期间需反复注水扩张、儿童配合度较差。

近年来该技术实现了在儿童中的成功和广泛应用，尤其是针对某些预期在 4 岁以内就应完成治疗的先天性畸形或体表肿瘤，尽早进行治疗可以显著降低疾病本身对儿童心理发育的不良影响。目前最早可以对 1 岁以上的儿童施行皮肤扩张治疗。

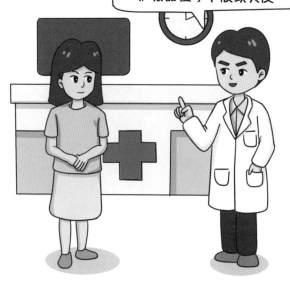

儿童皮肤扩张术的常见适应证包括先天性黑痣、局限性浅表血管瘤、局限性神经纤维瘤、烧伤或外伤后形成的增生性瘢痕（特别是引起挛缩导致肢体功能障碍的瘢痕）。

对儿童施行皮肤扩张术有利也有弊。优点包括：儿童皮肤储备量大、顺应性好、易扩张、自我修复能力强，早期手术可以降低对儿童心理发育的影响，术后瘢痕增生可能性较小。但仍有一定缺点：儿童对治疗的配合度较差，扩张注水期间易反复发生感染或皮肤破溃而导致扩张器外露和再次手术。小于 6 岁的儿童、同时放置多个扩张器、扩张器位于下肢或头皮，是容易发生这些并发症的高危因素。

因此，对儿童施行皮肤扩张术应特别注意以下几点。

1）根据儿童供区皮肤面积，考虑定制扩张器，以保证精确的术前设计和扩张后足够的皮肤量。

2）根据患儿情况，可考虑使用外置型注水壶，以减少扩张注水过程对儿童的刺激，增进患儿的配合度。

3）由专业的整形外科医生或（及）在患儿父母的陪同下进行注水治疗，进一步争取患儿配合。

4）扩张器边缘通常可见骨膜和皮下组织的增厚，在扩张器周围隆起，肉眼看上去常常会误以为"骨头被扩张器压凹了"，一旦扩张器取出后将会缓慢恢复。

5）处在生长期的儿童，手术遗留的瘢痕可能会随着生长发育逐渐变宽，二期瘢痕修复手术可在 16～18 岁发育基本完成时进行。

（邝依敏　孙映菲　黄　昕　张泽伟　任捷艺　夏文政）

皮肤扩张器的工作
原理与使用指南

▶ 皮肤扩张器如何促进皮肤生成

将皮肤软组织扩张器植入正常皮肤软组织下，通过向扩张囊内注射液体，用以增加扩张器容量，构建新的皮肤软组织。那么，扩张出的皮肤及软组织到底是如何生成的呢？扩张后扩张器表面皮肤面积增加的来源有 4 种。

（1）**生物性增生**：注水的扩张囊通过促进细胞数量和细胞外基质合成的增加，扩大皮肤面积，是扩张器增加皮肤面积的最主要原理。

（2）**弹性伸展**：扩张囊借助皮肤的弹性特点，扩张拉伸皮肤以增加面积，但此原理增加的表面积会在扩张器取出后回缩消失。

（3）**机械蠕变**：在扩张囊的机械外力作用一段时间后，由于内部结构发生变形而出现皮肤的伸展。在外力去除后，组织也无法恢复到之前的状态。

（4）**周围组织移位**：扩张囊植入致表面张力增加使得受牵拉的周围组织向扩张区移动。

▶ 扩张器的分类

皮肤扩张目前已是整复外科常规的治疗方式。对于形状各异的扩张器我们应该如何进行选择？为什么有人会需要专门定制扩张器呢？

临床上常用的扩张器可以分为扩张囊、连接导管和注射壶 3 个部分。其中，扩张囊是扩张器的主体，根据其形状可将标准规格的扩张器分为圆形、肾形、方形和弧形等，通常我们会根据拟修复部位、形态和病变范围，以及可供扩张的正常皮肤形态和面积来选择相应形状和容积的标准规格扩张器。

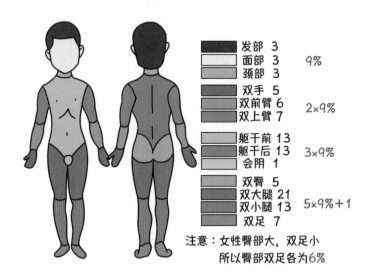

人体各部位表面积大致比例

发部　3
面部　3　　9%
颈部　3

双手　5
双前臂　6　　2×9%
双上臂　7

躯干前　13
躯干后　13　　3×9%
会阴　1

双臀　5
双大腿　21　　5×9%+1
双小腿　13
双足　7

注意：女性臀部大，双足小
所以臀部双足各为6%

　　扩张器的形状主要取决于可供扩张部位的形态。多数情况下，头皮选择长方形、肾形，额部选择长方形，面部选择圆形或长方形，眶周选择新月形，耳后选择肾形，颈部选择肾形或长方形等。

　　扩张器的容积主要取决于拟修复组织和可供扩张皮肤的面积。比如修复耳部缺损可以在耳后埋置一个较小的形状贴合的肾形扩张器。修复面部大面积缺损可以在颈部埋置一个较大的形状适宜的肾形或方形扩张器。

　　因为全身各部位体表形态、曲度各不相同，标准规格的扩张器无法完全贴合各个部位，不能适应人体所有供区的需求。使用不适合的扩张器会导致并发症的发生（扩张皮肤菲薄、坏死、破溃，颅骨变形，前臂神经卡压等）。当市面上常见的扩张器无法满足我们的需求时，即需要定制扩张器——根据患者待扩张的皮肤形状，个性化定制特殊形状的扩张器。

　　定制扩张器通常需要经过建模、制作扩张器、患者比对、校正、再次制作等流程，方可以消毒使用。但目前的扩张器定制技术仍然存在一系列问题：① 缺乏生物力学考量，扩张压力不均；② 制作流程烦琐，周期长，成本高；③ 制造精度有限。

▶ 扩张器可以扩张到多大

当切除巨大的瘢痕或体表肿物后，为了修复和覆盖创面，我们通过扩张器技术来获得足够的、质地颜色相近的自体皮肤。在一些临床实践中，为了获得更理想的修复效果和最大限度的获得"额外"皮肤，常常采用超量扩张技术。

扩张器的扩张囊可有 3～2 000 毫升的多种不同规格，扩张囊壁有很大的弹性，注水时常常超过其额定容量，完成注液的时间与扩张的部位、扩张器的大小及需要修复的面积有关，多数情况下需要 1～3 个月。

超量扩张不仅是扩张时间的延长，还有注水量的提高。随着组织扩张术的广泛应用，学者们提出了持续扩张、间断快速扩张、恒压扩张等不同的软组织扩张方式。但以上的机械扩张思路并不能从本质上避免不良后果。过度扩张会导致组织变薄、血管化不良，从而导致皮肤坏死和重建失败。临床医生关注的核心问题是过量扩张和皮肤移植后的血运状况，及其对皮瓣的成活、质量的影响。

除了改变扩张方法外，多种药物也被应用于加速组织扩张的研究中，化学物质、生长因子如表皮细胞生长因子等可以加速组织扩张，缩短扩张时间。为了进一步提高扩张的效率，很多研究将目光投向干细胞领域。

干细胞是一类具有自我复制和多向分化潜能的原始细胞，通俗而形象地称为"干什么都行的细胞"。皮肤再生方面研究较多的成体干细胞主要包括骨髓间充质干细胞、脂肪干细胞等。在皮肤扩张中，已有研究证明，局部移植的骨髓间充质干细胞在皮肤和软组织扩张中可提高皮肤的再生效率，去除扩张器后可有效减少皮肤收缩。脂肪组织广泛分布于皮下且较易获取，因此脂肪干细胞在扩张技术中的研究越来越多。研究发现，对于快速组织扩张，脂肪干细胞移植可通过促进组织再生来限制组织破坏并提高扩张效率。在干细胞应用到皮肤软组织扩张的研究方向，上海九院的李青峰教授课题组已完成一项通过皮内注射自体骨髓单个核细胞（MNC）的 I 和 II 期临床试验，证实自体干细胞移植促进机械拉伸诱导的皮肤再生是一种安全有效的策略。李青峰教授课题组在脂肪干细胞的临床实验也已完成并发表了文章。

▶ 皮肤扩张器适应的情况

在临床上，在遇到缺损不能直接闭合或常规的面部皮瓣不能提供足够多的组织时，医生常常会通过采取组织扩张的方法，来获得额外的皮肤组织。那么，皮肤软组织扩张术的适用范围都有哪些呢？

（1）**头部**：瘢痕性秃发、脂溢性秃发和斑痣的修复，头皮缺损或肿瘤患者的延期修复。

（2）**面颈部**：较大范围的瘢痕、色素痣、血管瘤、皮肤良恶性肿瘤。

（3）**鼻部**：适用于全鼻再造和鼻部分缺损的修复。

（4）**外耳**：耳郭先天畸形、烧伤后耳郭畸形、外伤后耳郭缺损及其他各种原因导致的耳郭畸形（如感染、肿瘤、冻伤等）。

（5）**乳房**：先天性乳房发育不良、哺乳后乳房萎缩、双侧乳房不对称、乳腺肿瘤切除后重塑等。

（6）**四肢**：改善受损肢体外形（如形态、色泽等）；改善肢体功能，恢复关节部位的屈伸功能；修复缺损的周围神经血管。

▶ 植入扩张器后如何做好居家护理

门诊常有不少患者询问如何才能有效避免扩张器的并发症。毕竟扩张器植入术后，注水期起码要 2～3 个月的时间，期间的居家护理成了重中之重。今天就来给大家普及一下扩张器植入后，个人居家究竟应如何护理。

1. 注水操作

术后注水期间，注水时应严格无菌操作，小心感染。注水完毕须再次消毒内置壶穿刺部位，以及外置壶导管穿出皮肤的出口处。可酒精棉球封闭的出口处，并用胶布固定棉球粘贴于扩张皮瓣之外的正常皮肤上（备注：禁止直接粘贴于扩张部位，否则会造成局部皮肤破损或过敏）。注水后应密切观察扩张皮肤颜色，有无伤口裂口、扩张器有无外露等情况出现，如果出现皮肤苍白或发绀等情形，应及时就医。

2. 注水期间还能运动吗

限制剧烈运动。一期手术出院后除不参加剧烈的活动外，可进行一般性家务劳动。家长要严加照看幼儿及儿童，避免打闹及各种意外发生，防止扩张器受到撞击、挤压等导致扩张器破裂、渗漏。

3. 扩张器把皮肤顶成一个"鼓包"难免会磕碰，对此应该怎么办

患者注意保护好扩张器术区无外力压迫碰撞，或接触锐利坚硬物品。衣物或帽子等要柔软舒适，像颈部扩张器术后避免穿着胸前带拉链的衣服，头面部扩张器后别再使用金属类发卡等。沐浴、洗头时勿用力揉搓挤压，避免去人群拥挤的公共场所，防止扩张器受压碰撞。

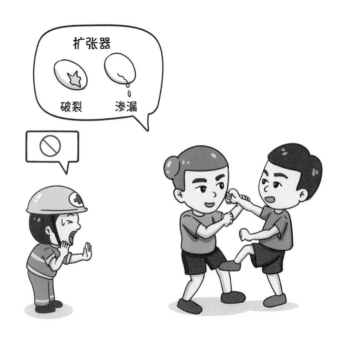

4. 饮食需要注意什么吗

忌食辛辣海鲜等刺激性食物。多吃高蛋白质、富含维生素的食物。营养充足了皮瓣才能长得快一些，还能增加身体的抵抗力。

5. 除此以外，还需要注意什么呢

注水期间要注意预防感冒，防止因感冒后抵抗力下降，增加扩张器感染的机会。避免到公共场合，并且远离危险活动区域。局部皮肤保持清洁。冬天注意保暖，禁止长期户外，避免扩张皮瓣冻伤导致扩张皮肤破溃、扩张器外露等情况。注意个人卫生，保持皮肤的清洁干燥，防止扩张皮瓣的感染。夏天注意避免被蚊虫叮咬，防止皮瓣感染破裂。

6. 注水期间都一直待家里，不用到医院吗

有2种情况需要到医院。其一，每间隔1～2个月需要来复查一下，以便医生及

时了解皮瓣扩张情况并适当调整治疗计划；其二，注水期间万一发生了扩张器破裂、感染、皮肤菲薄等并发症，需要及时到医院处理。

（孙映菲　苏滢泓　徐若清　顾舒晨　李敏雄　邝依敏　夏文政　黄　昕　李周骁　昝　涛）

关于皮脂腺囊肿的一切

▶ 什么是皮脂腺，什么是皮脂腺囊肿

皮脂腺是一种皮肤附属器，大部分开口于毛囊，也有一部分直接开口于皮肤。它的功能就是分泌皮脂，也就是我们皮肤上的油，用于保湿滋润皮肤。

由于各种原因导致的皮脂腺分泌过多，就会变成我们脸上的白头、黑头，如果还同时伴有细菌感染，那就变成了痤疮（痘痘）。

皮脂腺主要分布在头部、面部、胸背部，所以这些部位痤疮高发。

皮脂腺囊肿，是皮脂腺排泄管阻塞，导致分泌的皮脂不能正常排除，累积增多的皮脂瘀积于皮脂腺上皮内形成的皮下囊肿，未发生细菌感染时无明显触痛压痛（偶有轻微压痛）。

皮脂腺囊肿是一种缓慢生长的良性病变，易躲过你智慧的双眼和灵敏的双手，在你不知不觉中长成了一个皮下大疙瘩，俗称粉瘤。要是有幸发现于微时，可以通过热敷、外用抗生素软膏、口服药物消灭它（具体请就诊皮肤科）。但如果肿物直径达到3毫米，一般已经到了保守治疗无效的阶段了。通过手术将这颗疙瘩以及包裹它的包膜（也就是皮脂腺上皮）完整切除是根治它的唯一出路。

▶ 怎么确诊皮下包块是皮脂腺囊肿

（1）**病史**：逐渐长大的皮下包块，无明显压痛；突然摸到的皮下包块，无明显压痛，分布在头面部、前胸后背；曾经以为是个痘痘，但好久都没有消失；以为是个痘痘，曾用手挤过，挤出过乳白色油脂样物质，后来突然变大了，而且很久不消退。

（2）**症状**：皮下边界清晰的包块，无明显压痛（偶有患者会有轻微触痛），可向外突出，包块其上覆盖的皮肤有时可见一明显扩张的毛孔（一个黑点点）。

（3）**辅助检查**：彩超。常规需在手术治疗前行彩超检查辅助初步诊断，并明确包块有无异常血流情况。

（4）**病理检查**：通过以上几个角度的信息，一般可做出初步诊断，但最终诊断必须是由病理检查为准。即通过病史、体征、彩超检查，完成初步诊断后行手术治疗将囊肿完全切除后送标本于病理科检验。根据病理报告最终明确皮下包块是否为皮脂腺囊肿。

所以确诊皮脂腺囊肿只能靠病理检查，但根据医生的经验、病史、体征、B超等能大致诊断出是否是皮脂腺囊肿。

▶ 为什么皮脂腺囊肿一定要治疗

一般地说，皮脂腺囊肿无法自行消退。而它的存在犹如一颗定时炸弹。

富含的油脂成分是完美的细菌培养基，而皮肤上常规定植有金黄色葡萄球菌、表皮葡萄球菌。因此，皮脂腺囊肿易发生感染。一旦感染局部会出现红、肿、热、痛等不适，还有可能需要清创引流，往返医院反复换药。另外，也会增加完整切除囊肿及其包膜的难度（皮脂腺囊肿的包膜就是皮脂腺上皮，如有残留，则有复发可能）。一般经过清创的皮脂腺囊肿术后遗留的瘢痕会比稳定期手术切除的不美观。

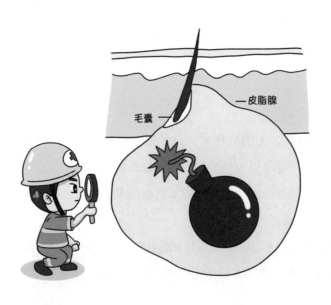

毛囊 —— 皮脂腺

不及时清除皮脂腺囊肿，囊肿内的皮脂可能会堆积得越来越多，囊肿体积也会越来越大。越大的囊肿在手术切除时需要的开口就越大，那么术后遗留的瘢痕就越长。

因此，在基本诊断为皮脂腺囊肿，并肿物长径在3

毫米以上时，建议尽快就诊手术切除以绝后患。在病灶微时可以考虑皮肤科就诊保守治疗。

▶ 皮脂腺囊肿的手术治疗方案

体积小的皮脂腺囊肿（长径在 2 厘米以下）可在门诊手术室局部麻醉下手术切除。如体积过大，可能累及血管或其他脏器，建议住院手术治疗，保证术中安全。这类情况极少发生，毕竟很少人能容忍自己长那么大皮下肿物。

具体手术方案：皮肤开口暴露囊肿，将囊肿及其包膜完整切除。通俗易懂点就是在皮肤上划一刀到达皮下囊肿所在位置，然后将囊肿及其包膜全部取出，最后通过细致的美容缝合技术关闭皮肤切口。

皮肤开口长度一般和囊肿长径一致，一般位于囊肿的正中间，过小的切口无法完整清除囊肿及其包膜，遗留复发风险。如囊肿表面皮肤有异常扩张的毛孔（小黑点），切口会以该毛孔为中心设计，切除这个丑陋的毛孔。

术后会遗留线状瘢痕，即皮肤开口处遗留的痕迹。瘢痕早期有增生的可能，可配合抑制瘢痕增生药膏外用减轻症状。瘢痕时间越长越淡化而不明显。

术后要注意创面清洁，因皮脂腺囊肿切除不算是完全的清洁切口，术后感染风险较其他肿物切除略高。

术中在注射局部麻药时会有疼痛，麻药起效后手术基本无痛感，术后痛感低（基本无痛）。

头面部术后 7 天拆线，躯干 10 天拆线，四肢 14 天拆线。

（姜陶然）

这"泼天的富贵"
您是否接得住

随着生活压力的增大，低头习惯的增多，饮食不健康等因素，有些人在颈背部会隆起一巨大包块，俗称"富贵包"。该包块逐年生长、由小渐大。这"泼天的富贵包"未见得给您带来多少财富，但是颈背部不适却给您带来不小的麻烦。

▶ "富贵包"的真实身份是什么

"富贵包"着实和财富、命贵没有太大关系，它其实是脂肪瘤的一种类型。脂肪瘤通常被认为是由成熟脂肪细胞构成的一种常见良性软组织肿瘤。其发病率约为 1/1 000，主要在成年期发现，多发生于 30～50 岁人群。其好发于肩背部（富贵包）、颈部、乳房、臀部，也见于头部、面部。通常表现为单发或多发皮下圆形或椭圆形肿块，可突出于体表，外部皮肤正常，肿块大小不一，可自花生至甜瓜大小。大多数脂肪瘤初期表现为隐匿性生长，通常到个体局部开始出现明显的脂肪沉积包块时才逐渐表现出来。

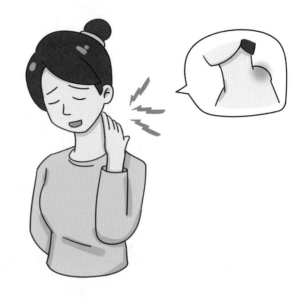

▶ 认识脂肪瘤

脂肪瘤分为 4 种类型：① 皮下脂肪瘤，由成熟脂肪细胞和少量间质组成，表现为皮下质软肿块，该型最为常见；② 特殊脂肪瘤：如血管脂肪瘤，与皮肤下脂肪瘤截然不同，比较少见；③ 异位脂肪瘤，是一种特殊的错构瘤，如肌肉间脂肪瘤、神经纤维脂肪瘤等；④ 良性棕色脂肪瘤，又叫冬眠瘤，多见于青少年。当身体出现多处脂肪瘤时还应考虑脂肪瘤病，这是一种罕见的常染色体显性遗传的良性遗传综合征，发病率 0.002%，具有家族性、遗传倾向性。该综合征常发生于 20～30 岁青年，男性多余女性，表现为多发性躯干和四肢的皮下脂肪瘤，瘤体往往较小但数量很多，可达数百个。脂肪瘤会渐进增大且不会自行消除，终身存在，但患者本身多无自觉症状，较大肿块会引起神经卡压，身体活动障碍。颈背部的"富贵包"多发生于颈椎 5～6 和胸椎 1～2 交界处，出现皮下脂肪异常沉积，脂肪细胞增生，形成增生性包块，也有形成脂肪瘤体。临床症状早期不明显，随着瘤体增生体积逐渐增大，会出现颈部不适，活动障碍，可伴有按压疼痛，同时着装衣领处外形不佳。

▶ 脂肪瘤的诊断与治疗

脂肪瘤的诊断主要依据上述的临床表现以及病理检查、B 超和磁共振影像检查来明确瘤体性质和分型。病理检查作为脂肪瘤诊断的金标准，通常把瘤体切除后常规送病理检查，镜下特点为瘤体主要由成熟的脂肪细胞构成，呈淡黄色，表面有一层结缔组织薄膜包裹。瘤体内部可被纤维条索分隔成多个小叶，小叶间不均匀地走行毛细血管。根据纤维、血管的多少，可将脂肪瘤分为纤维脂肪瘤和血管脂肪瘤。B 超和核磁共振检查能明确瘤体范围、形态、体积、层次，B 超检查主要表现为皮下组织低回声或等回声区，边界比较清晰；磁共振影像可见脂肪瘤信号具有特征性，呈短 T1、中长 T2 信号，边界清楚，在所有皮下脂肪组织信号相同，可含有等信号的纤维间隔。

虽然脂肪瘤"富贵包"很少恶变、病不致死，但是躯体外形和功能均会受到影响。早期预防可以通过改善坐姿、积极锻炼等手段减缓"富贵包"的发生和进展。当逐渐增大后建议将其通过外科手段去除。可以选择开刀手术或者微创抽吸。开刀手术能在直视下完整剥离切除瘤体，但是皮肤会遗留瘢痕影响美观。微创抽吸方式可以通过 2～3 个细小的抽脂孔利用负压抽脂将异位沉积的脂肪抽吸出去，重塑颈部的原生形态，但部分瘤体可能会残留引起复发。也有利用卵磷脂与脱氧胆酸盐溶液或者激素药物注射脂肪瘤的报道，可以使瘤体缩小 50%～80%。

总之，这"富贵包"我们还得谨慎对待，早诊断、早治疗，保持良好心态，恢复健康体魄，做到真正的"多福庄严，富贵常年"！

（孙　笛）

儿童可以做磁共振检查吗，
需要注意什么

当家长听到医生给自家宝宝开磁共振检查单时，心里大概有一连串疑问："小孩能做磁共振吗？""会有什么不良反应吗？""要注意点什么呢？"

下面我们就来好好说一说磁共振检查这件事，让家长不焦虑，帮助小朋友顺利完成检查！

▶ 磁共振是什么，有没有辐射

磁共振成像（MRI）是一种无创性的影像学检查设备，其成像过程仅使用磁场、无线射频脉冲以及计算机来形成医学图像（不使用电离辐射）。磁共振成像人体软组织成分对比度清晰，特别适用于儿童脑、胸、腹、骨盆和四肢等部位疾病的诊断和治疗监控。

简单地说，就是磁共振诊断仪使我们人体自身组织或部位的氢原子核，在强大的磁场空间内产生共振，通过电子计算机把对磁场的变化采集处理，形成磁共振图像，用于临床诊断。

由于磁共振是强磁场下利用自身的氢原子核成像，没有放射性，所以通常情况下对人体无害，是非常安全的。

▶ 检查怎么进行，要多久，声音大吗

磁共振机器是一个大型圆筒，小朋友躺在可移动的检查床上移入大圆筒（磁场中心），医生能透过玻璃窗口监控小朋友的情况并保持对讲。

一般情况下，一个检查部位进行磁共振平扫检查的时间 10～20 分钟。

扫描成像过程中小朋友会听到类似机械声或撞击声。如有需要，医生会给小朋友佩戴适当大小的耳塞，保护听力。

扫描时因射频效应，部分小朋友会感觉身体可能会微微发热，是正常情况，不用担心。如有其他异常可以通过对讲机和医生沟通。

▶ 检查前如何做准备

1. 常规准备

对于能够配合的小朋友仅需常规准备，家长可以事先沟通，积极暗示，配合检查。

1）小朋友及陪护家长都必须去除所有金属附属物，如磁卡、手表、钥匙、硬币、发夹、眼镜、首饰、手机及类似电子设备、金属的药物传导片、含金属颗粒的化妆品以及有金属饰物的衣服等。

2）带有植入人工耳蜗、神经刺激器、心脏起搏器、心脏金属瓣膜、金属支架、过滤器、吻合器、动脉夹等磁性金属植入物的患儿不能进行磁共振检查，以免发生意外；MRI 兼容植入型器材，植入的输液港材料非铁磁性，可进行 MRI 检查（具体请咨询医生）。轮椅、推车、病床、担架、氧气瓶等严禁进入机房。

3）视检查部位决定是否禁食。头、胸、脊柱与四肢检查无须禁食；腹部检查前禁食 4 小时；盆腔检查禁食 4 小时，同时检查前 2 小时留尿。

4）增强检查时需静脉推注检查造影剂。注射前家长需主动告知医生小朋友是否患有心脏病、肾脏疾病、肝移植病史、糖尿病或甲状腺疾病等，以及是否是过敏体质。

2. 特殊准备

对于不配合的小朋友需额外做的准备如下。

（1）镇静：可在开具 MRI 检查单的医生处开好镇静剂。常用药物有水合氯醛和苯巴比妥钠。检查前 30 分钟，可用少量的水、婴儿配方奶粉、果汁送服（请为检查提前安排好时间，以免无法按时检查）。

（2）**禁食**：根据年龄适当禁食、水 4 小时，尤其是需要使用造影剂的增强 MRI。防止镇静后入睡，呕吐物不能及时吐出，导致窒息。

（3）**睡眠剥夺**：建议检查前根据年龄进行适当睡眠剥夺，检查前 4～6 小时不要睡觉，防止小朋友睡眠充足后镇静剂效果不佳。

▶ 检查完成后需要注意什么

1）进行磁共振平扫检查且未使用镇静剂的小朋友，无须特别恢复处理，检查结束后即恢复日常活动和正常饮食。

2）进行磁共振增强检查或使用镇静剂的小朋友，检查结束后在医院留观 30 分钟，如已清醒，无任何身体不适，即可离开，多喝水以促进造影剂排泄。

3）偶有患儿使用磁共振造影剂会产生局部疼痛和恶心等不良反应；对造影剂过敏，表现为眼睛发痒、全身或局部皮肤荨麻疹或其他反应，应立即告知放射科医护人员，立即予以抗过敏药。

（王智超）